U0325562

中药研究探索与实践

李连达

李连达　李贻奎◎主编

北京科学技术出版社

图书在版编目（CIP）数据

李连达中药研究探索与实践 / 李连达，李贻奎主编. —北京：北京科学技术出版社，2018.7
ISBN 978-7-5304-9320-5

Ⅰ.①李…　Ⅱ.①李…②李…　Ⅲ.①中药学－研究　Ⅳ.①R28

中国版本图书馆CIP数据核字（2017）第252768号

李连达中药研究探索与实践

主　　编：李连达　李贻奎
策划编辑：杨佳佳　朱会兰
责任编辑：夏　乐　于　雷
责任校对：贾　荣
责任印制：李　茗
出 版 人：曾庆宇
出版发行：北京科学技术出版社
社　　址：北京西直门南大街16号
邮政编码：100035
电话传真：0086-10-66135495（总编室）
　　　　　0086-10-66113227（发行部）　　　　　0086-10-66161952（发行部传真）
电子信箱：bjkj@bjkjpress.com
网　　址：www.bkydw.cn
经　　销：新华书店
印　　刷：保定市中画美凯印刷有限公司
开　　本：710mm×1000mm　1/16
字　　数：221千字
印　　张：16.5
版　　次：2018年7月第1版
印　　次：2018年7月第1次印刷
ISBN 978-7-5304-9320-5/R·2428

定　　价：49.00元

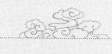

总序

中医药学术博大精深，具有传承性和延续性的特点。继承和整理老中医的宝贵经验，是发扬中医药学术的重要方面，也是培养中青年名医的重要措施。中国中医科学院西苑医院始建于一九五五年十二月，是新中国成立后由中央政府建设的第一所大型中医院。经过近六十年的发展，现已成为一所中医特色突出、诊疗优势明显、科研与学术积淀厚重、在国内外具有广泛影响力的三级甲等中医医院。建院初期，三十多位来自全国各地的著名中医专家如岳美中、时逸人、黄竹斋等云集西苑医院，首届西学中班和中学西人才留院工作，为医院的建设与发展奠定了坚实的基础，也开启了西苑医院注重科研与学术、着力临床与传承的风尚。现今医院仍有一大批学验俱丰的名老专家，如陈可冀院士、李连达院士以及周霭祥教授、许建中教授、翁维良教授等，他们虽然年过古稀甚至年届耄耋，却依然活跃于临床及科研一线，为广大患者的康复以及中医药事业的发展继续耕耘奉献。他们名冠京城，誉满华夏，成为精研中医经典、重视临床实践的典范，其独树一帜的医学理论和诊疗经验极大地促进了中医药临床及学术的发展。

自二〇〇六年四月担任中国中医科学院西苑医院院长以来，我常以医院拥有这么一大批国内外知名老专家而感到自豪，他们高尚的医德医风、精湛的诊疗技术和独到的诊疗经验令我钦佩；近十年来，他们所提出的许多建设性意见，为西苑医院学科发展和人才梯队建设起到了不可估量的作用。然而，随着时间的流逝，部分老专家由于身体原因逐渐退出临床一线，甚至远离我们而去，他们许多宝贵的临证经验和学术思想还未被系统整理，这对于医院的学术传承工作是个很大的遗憾。在西苑医院建院六十周年之际，为进一步继承、整理、深入挖掘和抢救中国中医科学院西苑医院名老中医药专家的学术思想、临床诊疗经验和技术专长，我们与北京科学技术出版社合作，遴选了十八位学术造诣精湛、实践经验丰富的中医药专家，启动了『杏林春雨集：中国中医科学院西苑医院名家学术经验荟萃』丛书的编撰工作。希望通过系统收集和整理我院著名中医药专家的医论、医案、医话、手稿、信柬、笔记等第一手材料，梳理学术脉络，凝练学术特色，展示学术成果，推广临床经验，为我院中医药学术传承工作的进一步发展提供推动力，也为当下中青年医师临证诊疗和理论学习提供参考和借鉴。相信该丛书的编撰出版，一定会受到广泛的欢迎，成为一部功在当代、利在后人的传承佳作，在中医药伟大宝库中发挥它应有的重要作用。

在丛书出版之际，我代表医院领导班子向为此书出版付出辛勤劳动的各位老专家表示深深的敬意！对其传承人做出的努力工作表示由衷的感谢！

中国中医科学院西苑医院院长　唐旭东

二〇一五年五月

自序

八十年岁月，没有什么丰功伟绩，没有什么重大创新发明，只是做了一点微不足道的工作，有两点小小的体会。

第一，我在西苑医院工作了五十九年，把青春献给了中医事业，把毕生精力献给了国家和人民。在这几十年里，我不断地追求，努力地探索，无论遇到什么挫折与失败，无论遇到什么狂风暴雨，都不能阻挡我继续前进的步伐。我做到了活到老、学到老、干到老。

现在八十二岁了，每天早上五点起床，八点钟到研究室工作，不敢养尊处优，不敢稍有怠慢，勤勤恳恳地工作，为了国家，为了人民，为了中医事业，鞠躬尽瘁，死而后已。

第二，我有生以来一直是敬君子、恶小人。做人就应该光明磊落，胸怀远大，刚直不阿，敢讲真话，敢于直言相谏，坚持真理，坚持原则，敢捅马蜂窝，上刀山、下火海，无所畏惧。古人讲，『天行健，君子以自强不息；地势坤，君子以厚德载物』。愿所有的人都成为君子，不要做小人，做人就得有民族自尊心，有爱国热情，大是大非不糊涂，小是小非不计较。

如果全国的人民都成为君子的话，我们国家就会更美好。

再一次祝福全国人民健康长寿，幸福快乐。

李连达

二〇一五年八月

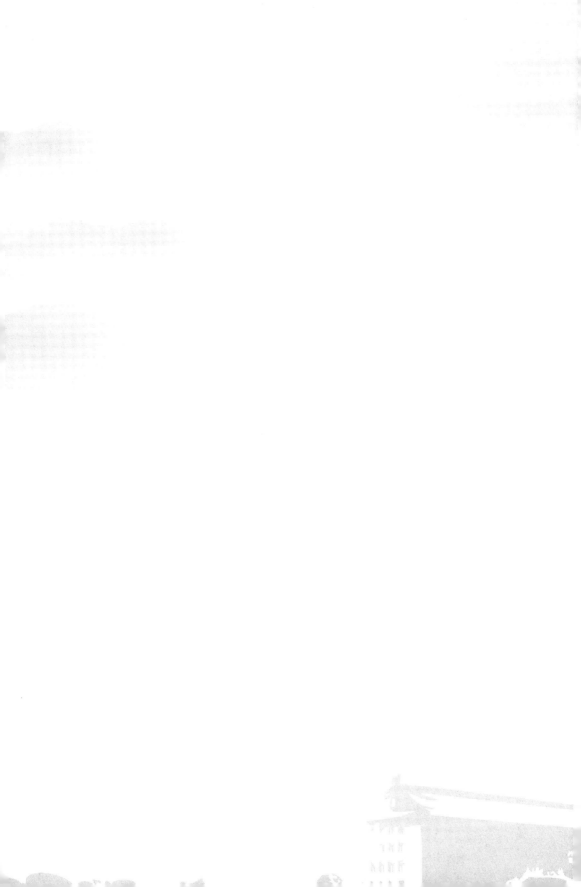

前言

李连达院士是我国著名中药药理学专家，一九五六年从北京医学院医疗系毕业后一直在西苑医院工作长达五十九年。在这几十年里，他在中医药领域辛勤耕耘，不断探索，成就卓越，为中医药工作者树立了榜样，为我国中医药事业发展做出了重大贡献。

值此西苑医院建院六十周年之际，为促进医院中医药学术传承工作，提高中青年医师的理论水平和实践技能，西苑医院唐旭东院长、史大卓副院长倡导并亲自担任主编，集全院之力，精心组织编撰了『杏林春雨集：中国中医科学院西苑医院名家学术经验荟萃』丛书，《李连达中药研究探索与实践》作为该丛书的一部分，主要收录了李连达院士在几十年的中医药实践工作中对中药现代化、中药研究的发展与创新，以及与中医药发展等相关的看法、意见和建议等。

书中第一部分『风雨征程』，主要介绍了李连达院士实践经历和对中医药重大问题如中医药现代化、中药不良反应、中药注射剂等的建议。第二部分『博言新语』，是继《孺子牛——院士之言》一书出版后，对李连达院士科学网博客文章的又一次整理汇编，如『提高中医疗效才是硬道理，何须争论不休』『医生该不该做科研之我见』等。第三部分『师生情』，反映了李连达院士对于年轻人才的培养和教育的高度重视。

李连达院士的学生撰写的文章，是李连达院士年事渐高，但仍然关心着国家中医药事业的发展，关心着中医药中青年人才的培养和成长，也希望本书能对中青年医务工作者的业务提高和个人成长有所裨益。

李贻奎

二〇一五年八月

目录

第一章 风雨征程

第二章 博言新语

第三章 师生情

第一章

风雨征程

第一节
由西医到中医，由临床到基础的创新路

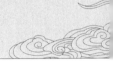

先学西医再学中医

　　李连达出身医学世家，先学西医、后学中医，先做临床、后专研基础。20世纪40年代李连达受家风熏陶立志进京学医，1951年，他考入我国著名的医学教育家和皮肤性病学家胡传揆教授担任院长的北京大学医学院（现北京大学医学部，以下简称北医）学习西医。在这座神圣的医学殿堂里，在老教授严谨的学风和治学精神影响下，在紧张的学习氛围中，李连达完成了大学的学业。

　　1956年从北医毕业后李连达被分配到中国中医研究院西苑医院工作，经过脱产系统学习中医后，又拜师赵心波老中医，在他的指导下从事中医儿科研究工作。大量的临床实践，使他对中医学逐渐有了认识：中医不仅有良好的疗效，还有完整的理论和独具特点的学术体系；中医不仅擅长治疗慢性病及功能性疾患，对于疑难重症、感染性疾患及器质性疾患也有良好的疗效。

　　有一次李连达跟随赵老去外院会诊，患者是一名2岁小儿，患有腺病毒肺炎合并金黄色葡萄球菌败血症，高热40～41℃，持续四周，几乎请遍了专家会诊，用遍了中、西药，病情毫无好转。经赵老细心诊治，采用温病甘寒清热的治则，体温竟然两日内开始下降，一周内恢复正常，很快病愈出院。还有一次，一位被拖拉机撞伤的严重脑挫裂伤患者，全身瘫痪，智力衰退，经半年多治疗，仍无好转。请赵老会诊，经治疗两个月后，患者病情竟然逐渐好转。这两例病案带给李连达极大震动的同时，使他认识到中医的良好疗效；也使得他下定决心，努力学好中医，终生为中医事业做贡献。

多年的临床实践，使李连达深刻体会到：①中医确有疗效，中医药学遗产确实是一个伟大宝库，应该继承发扬，这坚定了他献身中医事业的信心与决心；②中医药学必须在继承的基础上加以发扬，而中西医结合是发展中医事业，使之科学化、现代化的必由之路，这使他下定决心坚定不移地走中西医结合之路；③中西医结合的基础，首先是人的结合，中西医之间紧密团结，互相学习，消除门户之见，是搞好中西医结合工作的基础。

临床转基础

中医临床研究，对于继承中医药学遗产、提高临床疗效、积累经验、总结治疗规律是十分重要的，是中医研究工作的基础。但多年临床实践也使李连达意识到：仅有临床研究是不够的，它可以证实中医是有效的，但较难说明为什么有效；它可以积累丰富的临床经验，但较难上升到现代科学水平，使之走向世界。因此，中医临床研究应该密切配合中医基础理论研究和实验研究，临床与基础相结合，才能更加全面、深入、系统地继承和发扬中医药学。

1958年国内爆发"麻疹"和"腺病毒肺炎"时，当时这两种疾病的死亡率最高曾达到30%，作为一名儿科医生的李连达眼睁睁地看着孩子们在垂死的边缘挣扎，内心很是着急；由于急性循环衰竭（心力衰竭和周围循环衰竭），危重患儿的生死就在几分钟之内，"如果能在几分钟之内把药给到体内，这条性命就算是救下来了"；明明知道有些中药十分有效，但以汤剂的形式给药往往来不及。他在想，如果能够把这些中药做成便于使用的形式，如制成注射剂，一针打进去就可以迅速起到保护心脏、保护循环功能的作用，那就为抢救危重患儿争取到了宝贵的时间，那么，唯一的办法就是必须改进中药的剂型。因此，他萌生了从儿科临床转向中药基础研究的想法。

矢志不渝，投身科研

李连达在此后多年的临床生涯中，时刻感受着中医药科研的落后，多次萌发了投身中医科研的念头，并多次尝试，但当时的环境与条件很困难。没有时间，就白天上班，利用夜里和节假日的时间做实验；没有经费，就用自己仅有的一点工资；没有仪器设备，就自己想办法去借。但即便这样，他仍然不能正常地开展实验研究工作。

做了18年儿科医生的李连达，在那时已是临床经验丰富的主治医师，但是他渴望从事药理研究的想法却一直没有改变。在1974年，李连达迎来了人生路上最大的转折，他从事中医基础理论研究的愿望终于实现了，当时的严荣院长和齐雷书记不顾极"左"思潮的干扰，不顾舆论压力，大胆支持他的工作，腾出一间9平方米的厕所给他做实验室。李连达在抽水马桶与洗澡盆上面放了两块木板，便成了实验台，终于开始了中药的基础研究。他拿着领导给的400元科研经费，激动万分。在"天天杀狗、杀兔子的药理试验能研究出来什么？"的质疑声中，他更加坚定了自己的信念。在别人看来放弃自己18年的临床工作经验，重新进入新的领域是无法理解的决定，然而他却感到欣喜，因为在他看来，这才是当时中国中医药行业最需要开拓的工作，是他最热爱的事业。就在这间实验室里，在木板搭成的实验台上，李连达完成了第一个实验——"冠心Ⅱ号对大鼠应激性心肌小血管内血小板聚集的影响"，实验发现冠心Ⅱ号对心肌细胞有保护作用。这篇文章发表后引起了很大震动。李连达院士回忆当年买实验动物的情景时常说："买大鼠、兔子，就自己骑着自行车，在后驮架上挂两个铁笼子装着。买狗，就拴根绳，绑在自行车上，狗在车后跑，街上小孩也在后面跟着跑。"

坎坷的科研道路

科学的道路是不平坦的，献身中医事业、坚持中西医结合道路更是艰难的。在研究工作取得一些成果时，人们看到的是撒满鲜花的阳光大道，是胜利的喜悦，是红花与奖状；然而，很少有人知道每一项成果，每一张奖状，凝结了多少人的血和汗，要付出多么沉重的代价！在安静的实验室里，虽然没有枪炮声，却同样有着前赴后继的悲壮事迹。多年从事中药制剂工作的张占海同志，由于过度辛劳，年仅三十几岁就倒下去了；时隔不久，又一名年轻有为的后起之秀，在生化领域崭露头角的吕恩武同志（在国内首先建立了体外血栓形成实验及纤溶酶活性测定等方法，并在活血化瘀的研究中取得一系列重大进展），由于工作过于紧张、劳累，在没有先兆的情况下，突然倒下去了，年仅40岁。1981年底，李连达因在实验室中搬动几百斤重的水泥解剖台，造成腰部严重损伤、椎间盘脱出、坐骨神经损伤，剧痛难忍，不能坐立，本应立即住院治疗，但由于全国首届中西医结合大会即将召开，他承担了大会专题报道及分题总结的任务，为了中医事业的发展，为了中西医结合工作能够开创新局面，他强忍剧痛，坐着轮椅参加会议，每日靠着服用哌替啶止痛，坚持开完会议。大会结束时，由于延误治疗、没有合理休息，导致病情恶化，被立即送进医院，竟卧床一年多才逐渐康复。

发展创新开拓心肌细胞培养研究

在李连达投身科研时，是20世纪70年代，那时中医药的科研刚刚起步，研究方法不多，国外有很多先进的医学研究方法，但是在国内都还没有开展起来；而且在当时的国内外环境下，也不允许出去进修、学习、交流，就连查找外文的资料都受到严格控制。在如此困难的条件下，放弃18年临床经验，全身心投入科研的李连达经过艰苦不懈的努力，开展了心肌细胞培养实验。

李连达当时的想法是，我们既要注意中医理论特点，也要吸收国内外先进方法，在借鉴的基础上加以创新，进行了如"心肌细胞培养在中医药研究中的应用"等实验。该实验于1978年建立培养方法，在国内首次成功培养出乳鼠心肌细胞，并连续搏动106天，达到国外先进水平；随后又成功培养出人胚心肌细胞，建立了生理、生化、形态等各种观测指标，并在此基础上首次将培养心肌细胞用于中医药研究；进而又建立了心律失常、缺血样损伤、免疫性损伤、中毒性损伤及心力衰竭等各种细胞病理模型，观察了中药复方、单味药及单体对上述病理模型的治疗作用，克服了一系列理论上与技术上的困难，使中药研究进入了细胞及分子水平，体现了"洋为中用，古为今用"的原则；随后又完成十几项研究课题，举办了3届全国学习班，使这一先进技术迅速普及到全国。1981年心肌细胞培养研究成果获得国家卫生部的科技进步甲级奖励。

制定《中药药效学技术指南》

1990年对于我国中药行业来说是重要的一年，这一年李连达和几位专家对40多种病症的中药药效学研究建立了技术要求及审评标准——编写了《中药药效学技术指南》，扭转了过去中药药效学（特别是中药新药）研究及审评工作缺乏标准与技术规范、方法落后的混乱局面，提高了全国中药新药研制水平，使之走向法制化、规范化、现代化，得到了学术界公认。该标准于1992年由卫生部印发全国，成为我国第一个官方认可的中药药效学评价标准及技术规范，并在全国十多个城市做了二十多次专题报告，进行推广工作，至今仍为全国遵照执行的标准。

杂家的成就

李连达院士最早学习的是西医，大学毕业后又学习了中医，在从事中医临床工作将近18年后又转行专门从事中医基础研究，如此丰富的经历是大多数的西医专家、中医专家、临床专家或者是专门从事中医科研的专家都不会同时具备的。对此，李连达院士有时戏称自己是一名杂家。但是就是这么一名杂家，有很多的学术会、评审会、评奖会都愿意邀请李连达院士参加，为大会做报告发言，发表评论性建议。

对于李连达院士的报告，国家中医药管理局的原副局长房书亭教授，做过以下几点归纳非常到位："概括起来有四个特点，首先是言之有物，直奔主题，大抵不作什么铺垫，几句话便抓着主题，阐明观点；其次是条分缕析，层次分明，逻辑性强，像层层剥葱，高屋建瓴；再次是语言简练，没有模糊语，支持什么，反对什么，态度鲜明，一矢中的；四是崇尚科学，服膺真理，分析事物，有理有据，不看人脸色，不仰人鼻息。"

中国工程院周济院长在李连达院士80岁生日之际曾对李连达院士不事奢华、恬淡示人的高风亮节给予很高的评价，周院长在贺信上说："您是我国著名的中药药理学家，50多年来献身于中医药事业，在继承的基础上不断发展创新。您首次建立了中国中药药效学评价标准及技术规范，得到学术界及官方认可，在全国推广应用；您建立了新的动物模型和试验方法，成为全国应用的标准方法，使中药研究与新药审评走上标准化、规范化及现代化发展的新阶段；您首创了"中药与自体骨髓干细胞经心导管移植治疗冠心病"疗法，解决了供体困难、排异反应、开胸手术风险大、费用昂贵及伦理道德等难题，方法简便、安全有效、易于推广，为冠心病治疗开拓了新领域，为干细胞移植建立了新途径。您的突出工作为推动中药药理学的学科发展及中医药研究的科技进步，做出了积极的贡献。您心系国家发展，积极为我国医药卫生事业建言献策，为我国医药卫生事业的发展和高素质人才的培养做出了重要贡献。您敬业奉献的高尚品德、勇攀高峰的科学精神是我国工程科技界的楷模和学习的榜样。"

（李贻奎）

第二节
积极推行中医药现代化与走向世界

中医药学具有悠久的历史，是几千年来人类与疾病进行斗争的经验总结，是中华民族的宝贵财富，为人类的繁衍昌盛和身体健康做出了巨大贡献。在社会文明快速发展的今天，中医药仍然肩负着全国13亿人口的医疗保健重任，在未来还将对人类的健康做出更大贡献。新中国成立以来，在党和国家的领导和支持下，在全国中医药学者的共同努力下，中医药学及中医药事业取得了空前大发展。但总体而言，中医药学还存在着一定不足，如自我封闭、学术思想保守、创新意识不够等，明显落后于人民的期待，落后于其他学科的发展。因此，积极推动中医药现代化是科学发展的必然趋势，更是当今时代的要求。

李连达院士作为一名中医药领域的专业人士，是中医药现代化学术思想的积极倡导者和践行者。多年来，李连达院士在中医药现代化方面做了大量的研究工作，也取得了许多令人瞩目的研究成果，并在国内外期刊和报纸上发表大量学术论文，提出了许多具有重要参考价值的意见，为推进中医药现代化的进程做出了很大贡献。

正确认识中医药现代化

〖中医现代化与中药现代化〗

"现代化"就是指应当随着社会的进步、科学的发展而与时俱进、持续发展。"现代化"是一个动态过程，是不断发展、不断前进的过程，有起点无终点。中医现代化就是在中医理论指导下，根据理法方药、君臣佐使、辨证施治、合理用药，更好地发挥中药优势、提高疗效、降低毒副反应。其首要任务是不断提高疗效，提高中医药防病治病能力，提高中医学术水平，加强自主创新。而中药现代化离不开中医理论和中医临床现代化的指导，中药现代化的发展也可以促进和丰富中医理论和中医临床现代化的发展。

〖"中药现代化"与"现代中药"〗

"现代中药"不同于"中药现代化"。对于"现代中药"的概念，李连达院士提出过自己的见解。他认为，"现代中药"是指一方一药的现代化，中药的传统理论与实践、药材与方剂、功能与主治等均无重大改变，只是某些具体药物（中药材、饮片、中成药）的生产工艺、质量、剂型等的局部改造，由传统的丸、散、膏、丹精制为现代的颗粒、片剂、胶囊、滴丸、注射剂等；仅仅是指某些具体中药制剂（中成药）的现代化，而非整个中药学术体系及中医临床用药的全面现代化。目前，"现代中药"在日本及我国台湾地区应用较为广泛。

〖"中药现代化"不等同于"中药西化"〗

李连达院士在"试论中药现代化与中药西化"一文中，对科技部2010年创新规划（"十一五"计划）中"本草物质组学"研究项目引起的学术争议进行了思考，同时以科学、严谨的态度对"中药现代化"和"中药西化"两种研究模式进行了对比分析，并提出了许多具有参考意义的看法。他认为，"中药现代化"与"中药西化"既有相似之处，又有本质区别。"'中药现代化'（中药研究的主流模式）是在继承的基础上发展创新，在中医药理论的指导下，充分利用现代科学（包括现代医药学）的理论和方法，其研究的对象是中药，研究的结果仍然是中药，可以是复方、单方、有效成分、有效组分或有效部位等多种形式的中药。'中药现代化'可达到两个目的：一是研制出安全有效、能够防病治病的新药；二是发展中医药事业，提高中医药水平。因此，'中药现代化'是中药研究的主流模式，应该重点支持、大力发展。而'中药西化'（中药研究的非主流模式）是在西医药理论指导下，把中药作为西方天然药，采用大量系统生物学等先进方法，从中药中分离提取大量化学物质，进行高通量筛选，从中找出一些前体化合物，进而研制成新药（化学药、西药），研究的对象是天然植物药（包括中药），研究的结果是化学药（西药），研究的目的只有一个，即研制出安全有效、能够防病治病的新药（化学药、西药），而不能达到第二个目的，对于中医药事业的发展、中医药特色与优势的发扬，没有太大帮助。"但是，李连达院士也并没有完全否定"中药西化"，而是站在全民利益的角度，采用客观的态度对此进行评价。他讲道："不论其研究是'中药现代化'还是'中药西化'，也不论是'中药'还是'西药'，只要能够研制出安全有效、治病救人的新药，对患者有利，对社会有利，对国家有利，都是件好事，不应该反对，两者可以并存，有主有辅。但是不应喧宾夺主，反客为主，不能用'非主流模式'取代、排斥、否定'主流模式'，不能用'中药西化'取代'中药现代化'。"

中医药现代化是历史发展的必然

〖中医药发展过程中存在许多问题〗

新中国成立以来，我国医疗卫生事业有了重大发展，传统中医药事业取得了重大成就，在防病治病、保障人民健康等方面都发挥了巨大作用。成绩是主要的，但也存在一些不容忽视的问题，亟待解决。

□ 观念保守，缺乏创新意识

中医药理论是中华民族几千年来与疾病斗争的结晶，是大量实践经验的积累与升华。在中医药理论的形成与发展过程中，不断借鉴、吸收、融合了丰富的中国古代哲学、人文科学、佛学、道学、儒学以及诸子百家学说的精华，并使其成为中医学术体系的指导思想。这些理论和学说在丰富中医理论的同时，也推动了中医学的发展，使中医学具有整体性与个体性相结合、规律性与灵活性相结合、抽象与实体相结合的特点，并蕴含了原始朴素的矛盾论、唯物论、辩证法的基本观点，形成了中医药理论及学术体系。虽然中医药理论博大精深、历史悠久，在中医药的发展进程中做出过巨大贡献，但是限于历史条件和思想观念的保守与封闭、学术指导思想的老化与僵化，中医药的发展跟不上时代的要求，至今仍停留在"草根树皮一锅汤"的水平。

近年来，随着时代的发展、社会的进步，许多新理论、新研究方法层出不穷，为中医药的现代化研究提供了诸多便利条件，但许多学者拘泥于传统中医药理论的继承，缺乏创新意识，认为老祖宗留下来的东西就是经典，不容改变。尤其在中药新药研制方面，一些学者因循守旧、故步自封、返古复古、排斥现代科学（特别是现代医药学的先进方法手段），存在门户之见、派别之争等，这些都在不同程度上影响了中医药事业的发展，不利于新药的创新和发展。李连达院士曾在"打开中医药现代化缺口"一文中提出："传统理论也需要不断发展创新，不能永远停留在几千年前的水平上，不能用原始的哲学思想、朴素的辩证唯物主义来取代医学理论。"此外，他认为："我们应该本着实事求是的科学态度，使之返璞归真，去伪存真，揭示其精神实质与科学内涵，正确认识中医理论的本质。"因此，中医药工作者在继承和发扬传统中医药理论的同时，应当"取其精华，弃其糟粕"，转变思想，大胆创新，广泛应用现代科学技术，与世界科学的发展接轨，积极推行中医药现代化，加速其走向世界的步伐。

□ 防病、治病的能力有待提高

中医药已成为全人类共有的财富。但是，中医药研究在理论和方法上缺乏创新，没有重大突破；防病、治病的能力有待进一步提高；中医药的优势与特点没有充分发挥。李连达院士认为："有关中医药任何的研究，其首要目的都应该是提高中医防病治病能力，提高治病救人的能力，提高中医学术水平，推进中医药事业的发展。中医药研究必须从实际出发、从治病救人出发，面向临床，直接或间接地为临床服务。切忌脱离实际、脱离临床、脱离中医特色；切忌华而不实、哗众取宠、耍花枪，搞形而上学的东西；切忌纸上谈兵、空谈阔论、坐而论道，搞复杂化、神秘化、玄学化。任何研究都应强调发展、创新，强调古为今用，而不是今为古用。"

□ 中药走向世界任重道远

中药走向世界为全人类服务，是我国医药工作者共同的愿望，但是药品研发具有投资大、风险大、周期长的特点。而中药走向世界难度更大、问题更复杂，除上述风险及难度外，还有一些特殊难题。首先，是文化背景不同，中医和西医两个学术体系在医学伦理、指导思想、方法和技术评价标准等方面，均不相同。中医、中药至今在世界各国未获得合法地位，未得到社会公认，特别是学术界的公认。其次，中药必须在中医药理论指导下正确使用才能发挥最强疗效，而中国以外的各国医生、患者既不理解又不接受中医理论，不可能在中医理论指导下使用中药。因此，要使西方国家理解中医药理论体系和内涵，进而接受和使用中药，是一项十分艰巨的任务。

李连达院士在"中药现代化与走向世界"一文中，通过一个实例对我国中医药的国际形势进行了分析，其严峻程度发人深省。他提到，"我国是中药的发源地，但中药出口在国际市场上仅占3%的份额，且有逐年下降的趋势；而欧洲、日本、韩国等国家的洋中药却占到97%，几乎垄断了国际中药市场。更有甚者，近年洋中药大举进入中国，抢占国内市场，目前洋中药进口额已超过我国中药出口额。"这个"3%"说明什么？面对这一严酷的事实，我们不能不承认，我国的医药发展，特别是中医药发展，落后于时代，落后于国家的要求和人民的期待，落后于其他学科的发展，在国际市场的地位很低。

有些人欢呼复方丹参滴丸"叩开美国食品药品监督管理局（Food and Drug Administration，FDA）大门""得到美国FDA认可"，是"中药走向世界的范例""中药国际化的榜样"等，声犹未止，从欧盟传来了中药将被挤出欧盟市场的消息。面对这一事实，中医药工作者不得不清醒地进行反思。事实上，至今为止，我国没有任何一种中药能以处方药的身份"叩开美国FDA大门"，仅有一个中药（地奥心血康）在2012年才获准注册，第一个以治疗药身份进入欧盟。就此情况，李连达院士分别从战略、战术两方面对这个问题进行了深入探讨。

一方面，从战略角度出发。药品研发具有高投入、高风险、长周期、高回报等特点，美国研制一个新药需要投入8亿～10亿美元、6～10年时间最终能完成Ⅰ、Ⅱ、Ⅲ期临床试验，获准进入市场者仅占7%左右，而中药以处方药身份获准进入市场的成功率不会超过10%，因此不能盲目乐观，过分强调有利因素，忽略不利因素，特别是各国的政策、法规、技术标准、人文特点及壁垒政策等不利因素。中药国际化的基础是中药现代化、标准化，而我们在这方面的工作却进展缓慢，一些关键性难题至今没有完全解决，故应该采取切实可行的措施，脚踏实地、扎扎实实地工作，为中药走出去奠定坚实的基础。因此，从战略上可分两步走：当前仍要以药材、饮片、提取物、食品、保健食品为主，提高安全性、有效性及质量，巩固市场，稳步发展；在此基础上再进行第二步，优选少数安全、有效、质优的中药品种，进行药品注册的探索。

另一方面，从战术角度出发。正确认识我国中医中药的现状，优势与劣势，前进中的困难。提倡实事求是的科学态度，脚踏实地、艰苦努力的作风；少一些空话、大话、假话，戒掉虚张声势、自欺欺人的高谈阔论和浮躁风气。紧急启动应急措施，组织有关专家对欧盟的政策、法规、技术标准、注册程序、注意事项等进行认真研究，寻求对策，逆流挽舟。

李连达院士认为，"目前中药进入欧盟或美国，最基本的要求有三：①必须是疗效最显著、最受欢迎的、最好的中药，才有可能出去；②必须通过大量研究，提高中药安全性、有效性及质量，提高科学水平，使之达到国际水平；③必须提供足够的科学依据，证实中药确有疗效，并说明什么成分有效、为什么有效、作用机制等问题。"而近年来，有些药厂急于将自己的药品推向国外，投资很大、时间很久，但收效甚微、损失惨重。其收效甚微的原因首先是推出的中药疗效一般，不是最好的中药，不受欢迎；其次是科技含量太低，达不到欧盟各国的标准。有些药厂热衷于夸大宣传、大造声势、自吹自擂，在国内愚弄群众，但在国外，企图用吹牛方式把中药"吹"进欧美各国，则不可能。

因此，我们应该保持头脑清醒，实事求是地总结经验教训。在国家和人民的支持下，在广大白衣战士的团结合作、艰苦奋斗下，我们有能力、有信心迎头向上，尽快实现中药现代化，使中药走向世界，重新占领国际中药市场。

〖 中医药现代化的目的和意义 〗

中医学以其独特的整体观、辨证论治的治疗模式以及中药低毒性、疗效确切、在医疗康复方面的优势，越来越受到各国人民的重视和欢迎。因此，在21世纪之初，在我国加入WTO之后，建立和完善规范化的中药生产、科研体系，促进中药现代化，实现中药与国际接轨，意义重大。李连达院士在"积极推进中药现代化"一文中，对中药现代化的当前及长远利益进行了总结，为大力推进中医药现代化，促进中医药事业的全面发展奠定了理论基础。

☒ 提高研究水平，开发安全有效、质优可靠的新药

目前，我国中药研究和生产状况不容乐观，多年来低水平重复的问题困扰着中医药界。新中国成立以来，培养了一大批中药科研人员，形成了具有较高科研水平的科技队伍，中药的学科建设初具规模，现代新技术、新方法在中药研究中逐步得到应用。特别是近年来，国家先后建立了一批中药重点研究实验室和工程技术研究中心，扶持了一批骨干制药企业，仪器设备和生产条件有了较大改善，初步形成了中药科研、开发、生产相结合的体系。为进一步提高中药研究水平，开发生产出安全有效、质量优良、稳定可靠的新药打下了坚实的基础。

☒ 加速与国际接轨，让中药为全人类做贡献

在人们回归自然意识和自我保健意识越来越强的形势下，各国竞相采用现代科学技术手段研究开发传统药物。但由于文化背景和理论体系的差异，要使西方国家理解中医药理论体系和内涵进而接受和使用中药，是一项十分艰巨的工作。首先要使外国人能够了解中医药，在此基础上，参照国际通行的医药标准和规范，以国际市场为导向，发扬传统中药的优势和特色，形成国际认可的中药现代标准和规范体系，早日实现与国际市场接轨。

☒ 中药现代化必将推进中医药事业的发展

中药现代化作为一项系统工程，涉及中药基础研究、生产工艺、系列标准规范的制定与实施等领域。从中药材生产、采收，中药饮片的炮制、运输、储存，单味药及复方的药效物质基础作用机制的揭示，到中药成品的疗效和安全性评估等各个方面，中药现代化必将推进中医药事业的发展。

〖中医药现代化的主要内容〗

☒ 中医药理论的现代化

李连达院士在"中医理论现代化的探索"一文中，对中医学理论

体系进行了系统的概括，并将中医药理论的组成简单概括为两大部分：中医理论的指导思想（哲学理论部分），包括"阴阳""五行""天人合一""精气神""五运六气"等学说，其来源于哲学，也是中医理论的哲学部分，其本身不是医学理论，而是用以指导医疗实践，推动中医学术发展的指导思想；中医理论的主体内容（医学理论部分），包括"脏腑""经络""辨证论治""四诊八纲""理法方药"，以及中药理论的"四气五味""升降浮沉""性味归经"等。中医药研究必须在中医药理论指导下进行，加大中医药理论现代化研究是促进中医药现代化的基础。长期以来，我们在中医药理论建设方面，继承不足，发展也不足，应大力加强中医药理论的现代化研究，为中药研究与开发提供坚实的理论基础。因此，中医理论的现代化，是时代进步的要求，大势所趋、势在必行。

中医理论现代化问题复杂，难度较大，加之争论不休，至今尚未正式启动。李连达院士就其存在的问题及解决思路提出了下列几点参考建议。

（1）中医理论包括医学理论及哲学思想两部分。当前中医药工作者应以前者为重点进行深入系统的科学研究。而中医理论的哲学思想部分，可由社会科学界的哲学家们进行研究，或以哲学家为主与中医药学者合作进行研究。

（2）中医理论现代化的最终目的是用理论指导实践，提高中医药防病、治病的能力。因此，中医理论现代化必须强调理论联系实际、面向实际，切忌坐而论道、空谈阔论、脱离实际、脱离治病救人，也要防止将医学理论研究变成哲学理论之争（各种学派之争）。应该强调的是，中医理论研究的主体是医学理论，是治病救人的理论，应以医学理论研究为主，不能以其他理论喧宾夺主，甚或取而代之。

（3）认真贯彻"双百方针"。中医理论内容复杂，历代学者几乎在所有重大问题上都有不同看法，甚至是激烈争论，致使中医理论现代化的研究成为十分敏感的"雷区"，稍有不慎就会引火烧身，成为众矢之的，甚至出现"口诛笔伐"大批判的局面。因此，必须认真贯彻"百花齐放、百家争鸣"的方针。在学术问题上有不同看法和争论是正常现象，要以实事求是的科学态度，互相尊重，互相爱护，与人为善，树立良好学风，进行学术讨论，要避免感情用事、在学术讨论中夹杂人身攻击，要避免"一花独放""一派独鸣""一言堂"等现象的发生。有些学术问题，一时不能统一认识，也不要急于求成，不要将自己的看法强加于人，应该在团结合作的基础上"求同存异"，在实践中逐步提高认识，正确理解中医理论的精髓，为推进中医理论现代化、中医药现代化以及中医事业的发展而共同努力。

❑ 中药资源开发利用与再生的现代化

在中药现代化系统工程中，中药原料生产与质量是根本。然而，近年来由于盲目采挖和全球性生态环境的恶化，不少中药品种濒临灭绝，中药资源保护与合理开发已引起广泛关注。为了保证提供稳定可控的高质量中药原料，应积极推进药材生产管理规范（GAP）的实施，选择优良品种，推广规范化种植，建立科学合理的采收、加工、贮藏、运输规范，为中药生产和临床用药提供优质、绿色的原料药，为中药工业化大生产提供物质保证。中药资源保护、创新及再生还应密切结合现代分子生物学等先进科技手段，诸如中药分子标识育种、利用转基因植物生产活性物质、组织细胞培养与药用植物快速繁殖、药用动植物基因和转基因工程等，以实现中药资源开发利用的长期可持续发展战略。

❑ 药材、饮片的现代化

在中药现代化工程中，中药材处于一种特殊地位，因为它既是原料药，又是半成品药。所以，要实现中药现代化，中药材的现代化是关键的一环，要努力实现中药材的生产规范化和质量标准化。中药饮片是传统中药的特色，中药配方、制剂都离不开饮片。中药饮片现代化应推进饮片精加工和深加工，制定饮片标准，大力发展优质可靠的新型饮片，如颗粒型饮片就是一个很好的尝试。

❑ 制剂的现代化

（1）生产技术的现代化。总体来说，我国中药制药业还处于从经验开发到工程化生产的过渡阶段，生产技术与发达国家存在着一定的差距，这严重地制约着中药产业现代化进程。想要解决这一问题，就要应用自然科学和相关的工程学知识和技术等多学科高新技术使中药制药生产技术规范化、标准化、科学化、体系化。中药生产技术的现代化，要以继承和发扬中医药优势和特色为基础，充分利用现代科学技术方法和手段，借鉴国际通行的医药标准规范，实现中药生产工艺、生产装备现代化，达到产品生产质量管理规范（GMP）要求，使我国中药产品被国际医药市场所接受。

（2）质量标准的现代化。质量是药品合格生产和安全使用的保证。由于中药及其复方制剂成分复杂，其质量控制较化学合成药物更为困难。很多中药质量标准还不能与国际惯例接轨，中药质量标准现代化的核心是明确中药治疗作用的物质基础，定量检测其活性成分（或功能成分），做到质量稳定、可靠。我们应该努力加速实现中药质量标准的现代化。

（3）中药说明书的现代化。药品说明书是药品药学、药理、毒理及临床研究的概括性总结。其内容应包括该药的特性、适应范围、使用方法、不良反应、禁忌和注意事项等，而且文字叙述应尽可能简洁明确、通俗易懂，尤其是中药的说明书，因涉及众多中医术语，故更应注意。中药说明书应做到不仅能为中医，也能为西医所理解，为安全、有效地使用药品提供详尽的说明，为中药推广使用、走向世界提供良好的条件。

❑ 中药药理研究的现代化

新技术、新方法不断被采用，如计算机自动控制、图像分析处理、多媒体、膜片钳、细胞内微电极以及基因探针、细胞重组技术等细胞生物学、分子生物学等方法和手段正日渐被用来开展中药药理研究，中药的药代动力学研究也已开始起步，所有这些都极大地促进了中药基础研究现代化的进程。但是，我们仍要清醒地认识到，目前的研究水平离实现中药药理研究现代化尚有相当大的距离。要解决这些问题、缩短差距，必须从思想上、方法上有所转变，积极吸取现代科学技术和方法，探索适合中药的药理研究方法，规范评价标准，尽快与国际接轨。

❏ 中药毒理研究的现代化

历代文献对中药毒性都有详细记载。近50年来，中药毒理研究更受到重视，但与西药毒理学研究相比，仍然十分落后。中药毒理学尚未形成具有自己理论体系、操作规范和评价标准的学科，中药毒理学研究人才更是匮乏。近年来，有关中药的临床毒理和实验毒理研究正在逐步开展，中药临床应用的配伍禁忌、妊娠禁忌和亚急性及慢性毒性实验研究也有所进展，然而毒物代谢动力学研究开展尚少。随着中药现代化的实施，中药毒理学研究亟待加强，包括中药毒理方法学的完善、开展"有毒中药"和常用中药有毒成分的基础研究、中药毒物代谢动力学的研究及建立中药临床毒理实验基地和国家中药药品非临床研究质量管理规范（GLP）评价中心等，用可靠的科学数据和现代理论来阐述中药的安全性和有效性。

❏ 中药临床研究的现代化

中药现代化不仅要实现基础研究现代化，中医临床研究同样也要实现现代化、标准化、规范化，达到药物临床试验管理规范（GCP）要求，诸如：双盲对照、随机分组、病例选择、观察指标选择和测定、不良反应的观察记录、多中心试验的可比性控制、试验数据收集、统计学处理和评价标准等。加强中医临床试验的科学化、规范化，达到GCP要求，是十分必要的。

❏ 生产企业的现代化

我国中药生产企业数量多、规模小、技术落后、经营管理保守，亟须更新观念，实现规模化、集团化、现代化，制定药品标准、生产管理标准、生产卫生管理标准及质量管理标准，并严格执行药品生产质量管理规范（GMP）标准，促使中药行业向现代化、国际化发展。

【解放思想，转变观念，推行中医药现代化】

近年来，随着社会经济和科学技术的发展，国家对中医药事业提出了"现代化发展"的要求。李连达院士认为，某一领域的"现代化"就是该领域随着社会的进步、科学的发展而"与时俱进""持续发展"。中药现代化、中医现代化及中医理论现代化，就是要求中医学与中医药事业"与时俱进""持续发展"，跟上时代的进步、科学的发展，达到国家的要求与人民的要求。

总之，中医药研究既要考虑中医药事业的发展，也要考虑全民健康的需要，兼容并蓄，主次分明，才能推进全国医药卫生事业的发展。

关于中医药现代化与走向世界的几点建议

【加速中医药现代化进程——李连达院士建言】

李连达院士在参加中国人民政治协商会议第九届第四次会议关于医药卫生、教育界联组座谈会时，就如何全面推进中医药现代化进程向江泽民主席提出了建议。

☐ 发展创新是中医药现代化的关键

中医学具有双重性，一方面是中华民族的传统文化优秀遗产、伟大宝库，应该努力发掘、认真继承；而另一方面，中医学又是治病救人的应用科学，是现代科学技术的一部分。因此，需要不断发展、创新，跟上时代的发展和科学技术的进步。发展创新是中华民族进步的灵魂，是科学技术发展的灵魂，也应该是中医药现代化的灵魂。我们应该坚定不移地在党中央、国务院的领导下，解放思想，转变观念，在做好继承工作的基础上，以发展创新为指导思想，全力推进中医现代化与中药现代化。

☆ **加大投入，改善基础条件，促进中医药事业的发展**

中医药和民族医药事业的基础差，底子薄，经费短缺，设备落后，特别是西部地区，农村基层医院，处境十分艰难。据统计，我国卫生事业费占国家财政支出的2.36%，在这么少的经费分配中，中医药和民族医药仅占8.7%（相当国家财政支出的0.2%），却承担着1/3的农村医疗和1/4城市住院患者的医疗任务。一个中医医院的经费仅是综合医院的18%。经费严重不足，可以举两个例子来说明。①国外研制新药投入经费3亿~5亿美元，而我国研制一个中药新药仅用几十万元到百余万元人民币。②从科研课题经费来比较，国内一个中医药课题，研究费一般是几十万元，而同样课题在香港是1500万元到4000万元港币，在经济发达国家则更多。经费不足，严重制约了中医药和民族医药事业的发展，影响了医疗和科研水平的提高。因此，希望加大投入，以保证中医药和民族医药事业的健康发展。

☆ **加速立法，健全管理体制**

中医立法的必要性与迫切性是不言而喻的，中医界16年来热切希望加速立法进程。目前已有16个省和香港特别行政区颁布了地方的中医法规；泰国和澳大利亚有的州也颁布了中医法规，而我们国家的中医法规至今尚未出台。去年全国政协曾组织专题调研，到三省六市广泛征求意见，反复修改《中华人民共和国中医药条例》，应该说立法的条件已经成熟，希望相关法规早日颁布执行，这对中医药和民族医药的健康发展将有重大影响。此外，加强中医药管理工作，健全管理体制，理顺关系，规范行业行为，维护中医药及民族医药的合法权益，打击假医、假药，打击伪科学，也是十分重要的。

☆ **加强中医队伍的建设**

近年中医队伍人才流失，素质下降，特别是学科带头人和骨干力量不足，影响了医疗水平与科研水平的提高。老中医自然减员，加上退休年龄60岁一刀切，使中医队伍大伤元气，很多老大夫经验丰富，学识渊博，是中医大家，过早退休是很大的人才浪费。而中青年骨干，人才外流及内流转业者，也十分严重，甚至一些高级专家，中医大学校长也纷纷外流，这种发展趋势令人忧虑。应该采取有力措施，尊重人才，爱惜人才，改善工作条件，提高福利待遇，使他们能够安心工作，没有后顾之忧。此外，加强人才培养，提高中医队伍的素质，鼓励西医学习中医，在高等医学院校中设立中西医结合学系，加强中、西、医、药及各方面的团结合作，加强老、中、青三结合的队伍建设，也是十分重要的。

▯ 建议成立"中医药博物馆"

我国是中医药的发源地，历史悠久，内容丰富，有大量历史文物及文献资料，建立一个国家级的中医药博物馆，展示中华民族优秀的传统文化，对扩大国内外影响意义重大。

〖中药走出国门，走向世界〗

中药走向世界，既要满足国际要求，又要从国情出发，从实际出发；既要有近期计划，又要有远期考虑。为此，李连达院士提出以下几点建议，供参考。

▯ "一药两制"

在中医理论指导下，根据理法方药、君臣佐使、辨证施治、合理用药，才能更好地发挥中药优势、提高疗效、降低毒副反应，这是中医界公认的原则。但是在当前中医和中医理论尚未走向世界的情况下，却要求中药先行一步走向世界，便遇到一个无法解决的难题，即各国医生及患者懂得中医理论者极少，能够接受中医理论、并用以指导使用中药者更少，他们在近期既不可能学会中医理论，更不可能"在中医理论指导下使用中药"。因此，目前我们过分坚持"必须在中医理论指导下"才能使用中药，就等于我们自己将中药关在国际贸易大门之外，拒绝大量外国医生及患者使用中药，将中药局限在各国华人世界及极少数懂得中医理论的外国人的狭小范围内，如何能突破仅有3%的国际市场占有率？为了开拓更大的国际市场，使中药进入各国主流社会，使更多的外国医生及患者广泛使用中药，这是一个必须解决的难题。这使我们联想到香港回归"一国两制"的英明决策，而中药走向世界是否也可以"一药两制"？在国内严格要求"在中医理论指导下使用中药"；而在国外，则根据各国医生及患者的现实条件与具体要求，暂不强调这项原则，而尽量用现代医学术语来指导用药，使广大外国医生及患者也能使用中药，并乐于使用中药，这样才有可能使中药进入各国的主流社会，扩大中药的国际市场，在短期内取得重大突破性进展。在中药走向国际的同时，应积极推进中医走向世界，使中医及中医理论能为各国医生及患者所接受，等条件成熟了，再实行"一药一制"，使国内外都能在"中医理论指导下使用中药"。

▫ 两个阶段

中药走向世界应先易后难，分两个阶段进行。很多国家（如美国政府食品与药品管理总署）将药品分为三类（处方药、非处方药及营养补剂），前两类相当于我国的"准"字号治疗药，要求十分严格，每开发一个新药须投资1亿~3亿美元，费时8~10年，中药在近期内很难达到此要求。而营养补剂相当于我国的"健"字号药及保健食品，要求较低，我国中药较易达到要求，在短期内可大量出口。因此，当前我国中药以营养补剂的身份出口，有四大优势：要求低、投资少、在短期内可以多品种、大批量出口；在世界各国扩大中医药的影响，使各国医生及患者逐渐熟悉、接受中药，为今后更大规模的中药出口奠定基础；根据美国政府食品与药品管理总署（FDA）规定，凡是曾在大量人群中食用，并证实安全有效的产品，在将来申请处方药或非处方药时，较易获得批准；为第二阶段中药出口（即作为处方药或非处方药出口）积累必要的经验。

▫ "三主"方针

当前中药走向世界出现了新的局面，在大好形势下，当切忌出现严重失控的混乱局面。一些中小厂商、甚至不法之徒，认为有机可乘，通过各种渠道制造大量伪劣假冒中药，这将使我国中医药的国际声誉一落千丈。严重失控等于自我毁灭。因此，应贯彻"三主"方针，即：建立中药科研、生产、外贸的"主力军"，拿出安全、有效、优质的中药；加强中药出口的"主渠道"，有组织、有计划、有控制的扩大出口，逐步占领国际市场；中药出口，不仅要进入各国的华人世界，更应进入各国的"主流社会"，为各国的多数医生及患者所接受。

◌ **四个"结合"**

为了使中药现代化，重新占领国际市场，应贯彻"中西结合""医药结合""科研、生产与贸易结合"以及"内外结合"（即国内与国外的合作伙伴相结合）。既要有主观的努力，又要调动国内外一切可利用的力量，主动适应客观条件，并创造和改进条件。各方面团结合作，齐心协力，才能尽快实现中药现代化并走向世界之目的。

结语

中医药现代化是中医药发展进程中的必经之路，是中医药立足未来、走向世界、更好地为全人类健康服务的必要准备。李连达院士在中医药领域不断研究探索、大胆创新，为中医药现代化的进程和中医药事业的发展做出了突出贡献，为新时代、新社会形势下中医药的发展指明了方向，也为新一代中医药接班人做出了重要榜样。

（马丽娜）

附：代表性文章

试论中药现代化与中药西化

摘要：对"中药现代化"和"中药西化"两种研究模式进行了对比分析，指出应大力推动以中医药理论为指导的中药现代化研究，不应以中药西化取代中药现代化。

关键词：中药现代化；中药西化

"中药现代化"与"中药西化"既有相似之处，又有本质区别；既有共同目的，又有不同的发展趋势。笔者以"本草物质组学研究"重大专项为例，提出一些不成熟看法。

在科技部2010年的创新规划（"十一五"计划）中，由大连物理化学研究所梁鑫淼教授提出，由3家西医药单位牵头的"本草物质组学研究"得到了一些专家的支持。该研究利用生物技术分析、纯化中药物质组成，并研制"本草组芯片"，利用高通量筛选、毒性检验、临床试验等，进一步阐明中药的物质组成、结构、功能，为研究新药（化学药）提供大量前体化合物。该项目引发了学术界的争议，并引起了美国*Science*杂志的关注。

有些专家对此重大专项倍加推崇，认为对于创新药物、发展中医药事业有重要意义，将取得重大突破性进展；但也有专家认为，中药不科学，再怎么研究也还是治不了病，仍然是不科学；还有人认为，这项研究将把中药"化"成西药，研究的结果只有这个"素"、那个"碱"，中药不见了，最终结果将会消灭中药。三种看法都有一定道理，但都不够全面。笔者斗胆对此重大专项提出一些不成熟的看法，以供参考。

首先，该项目的指导思想是将中药作为天然植物药研究，目的是通过高通量筛选等先进技术，发现一些有效物质作为新药的前体化合物，进而研制成化学药（西药）。其次，该项目是空前的、最大规模的"中药西化"，将大量中药发展成化学药（西药），而不是传统的中药。有些专家认为"中药现代化"就是将传统的中药"化"成现代的"化学药"，这种看法不够全面，"中药现代化"应该是在保留中药传统特色及优势的基础上达到现代化的要求，而不是"中药西化"，即将中药都"化"成"化学药"（西药）。

目前中药研究有两种模式：一是中药现代化，一是中药西化。中药现代化（中药研究的主流模式）是在继承的基础上发展创新，在中医药理论指导下，充分利用现代科学（包括现代医药学）的理论、方法，研究的对象是中药，研究的结果仍然是中药，可以是复方、单方、有效成分、有效组分或有效部位等多种形式的中药。中药现代化可达到两个目的：一是研制出安全有效、能够防病治病的新药；二是发展中医药事业，提高中医药水平。因此，中药现代化是中药研究的主流模式，应该重点支持、大力发展。中药西化（中药研究的非主流模式）是在西医药理论指导下，把中药作为西方天然药，采用大量系统生物学、高通量筛选等先进方法，从中药分离提取大量化学物质，进行高通量筛选，从中找出一些前体化合物，进而发展成新药（化学药、西药）。研究的对象是天然植物药（包括中药），研究的结果是化学药（西药），研究的目的只有一个，即研制出安全有效、能够防病治病的新药（化学药、西药），而不能达到第二个目的，即对于中医药事业的发展，中医药特色与优势的发扬，没有太大帮助。两种模式的对比见附表。

附表　中药研究的两种模式对比

	中药现代化（主流模式）	中药西化（非主流模式）
指导思想	中医药理论	现代医药及生物化学理论
主要方法	传统方法结合现代方法	现代药学方法

	中药现代化（主流模式）	中药西化（非主流模式）
研究对象	中药（复方、单方、有效成分、组分、馏分等）	把中药作为西方天然药物研究，以单味药为主，以化学手段为主
研究结果	推进中药现代化，始于中药-成于中药，保留中药特点	推进中药西化，始于中药-化成西药（化学药），失去中药特点
最终目的	制成治病救人的新药，推进中医药事业发展	制成治病救人的新药

有些西医药学专家热衷于中医药研究，应该对此欢迎、鼓励、支持，但他们对中医理论及中药特殊性不够熟悉，往往是在现代医药学理论指导下，采用现代药学与生物学方法，把中药作为西方天然植物药、作为西药的原料或前体化合物来研究。研究的结果是"中药西化"，中药的理论丢掉了，中药的特色失去了。因此，对于中医药学的继承与发展，对于中医药事业的发展，没有太大帮助。"本草物质组学研究"即属于此类"非主流"研究模式。尽管非主流研究模式只能达到第一个目的，不能达到第二个目的，不论其研究结果是"中药现代化"还是"中药西化"，也不论是"中药"还是"西药"，只要能够研制出安全有效、治病救人的新药，对患者有利，对社会有利，对国家有利，都是件好事，不应该反对，两者可以并存，有主有辅。但是不应喧宾夺主，反客为主，不能用"非主流模式"取代、排斥、否定"主流模式"，不能用中药西化取代中药现代化。

因此，对"本草物质组学研究"既不要过分鼓吹、期待过高，也不必大唱反调、予以否定。而应客观地、实事求是地、科学地对待。既要考虑中医药事业的发展，也要考虑全民健康的需要，兼容并蓄，主次分明，全面推进我国医药卫生事业的发展。

此专项将投入巨额研究经费，既然中药西化的"非主流"研究可以投入如此巨款、得到如此重视与支持；那么在中医药理论指导下突出中药特点与优势的中药现代化的"主流"研究，就应该投入更多的经费，开展一些有分量的重大创新性研究。中医药研究受到应有重视，得到应有的支持，如此则更有利于中医药事业发展。

打开中医药现代化的缺口

当我们刚刚跨进WTO的大门，人们还在情不自禁地回望过去的风雨历程，掩卷沉思我们医学理论体系的树立和实践操作的规范等方面存在着的种种缺陷致使千年以前早已起步的中医药学落后的时候，一些从事中西医结合事业的同道们，却以科学工作者严谨的理性思维，在中国传统医学厚实的土地上，吸取现代科技进步成果的营养，向着现代化方向迈出新步伐。

理论篇

祖国医药学在过去5000年曾对中华民族的繁荣昌盛做出巨大贡献，今天仍然肩负着全国13亿人口的医疗保健重任，在未来还将对人类做出重大的贡献，中医药学正在成为全人类的财富。新中国成立以来，在党和国家的关怀下，在全国中医药学工作者的共同努力下，中医药学及中医药事业成果累累、人才辈出，取得了空前的大发展。但是，就总体而言，中医药学及中医药事业的发展还落后于国家的要求、落后于人民的期待、落后于其他学科的发展。创新意识不够、自我封闭、保守落后的学术思想还有一定的影响。因此，加强中西医结合，积极推动中医药现代化，这是时代的要求，是科学发展的必然趋势。

一、中西医结合有利于中医药理论的现代化

理论来源于实践，又进一步指导实践。中医药理论是在几千年大量实践的基础上，不断借鉴社会现象、自然现象、人文科学、哲学思想等各个领域的经验与理论，经过综合、归纳、提高而成。阴阳五行、脉象经络、辨证施治、理论方药、君臣佐使等，这既有医学理论，也有哲学思想；既有医疗实践经验，也有人文科学、佛、道、儒家思想；既有精华，也有糟粕。因此，传统理论也需要不断发展创新，不能永远停留在3000年前的水平上，不能用原始的哲学思想、朴素的辩证唯物主义来取代医学理论。中医药理论应以医学、药学的科学理论为核心，加以发展、创新，而中西医结合是推进中医理论现代化的最佳途径之一。例如，中医肾病研究、血瘀证及活血化瘀治疗的研究、骨折动静结合治疗原则的研究等，从不同方面、不同领域，发展创新，推动了中医理论的现代化。

二、中西医结合有利于中医临床研究的现代化

几千年来中医临床研究，主要是靠经验积累、个例总结、师徒传承等个人经验的传授与推广。而个人经验有一定局限性、片面性。经验积累有利于了解矛盾的个性与特殊性，而不利于了解矛盾的共性与普遍性；有利于掌握治疗的个体性、灵活性，而不利于掌握治疗的群体性与规律性；更不利于大面积向全国乃至全世界推广。

因此，中医临床应该由经验医学向现代科学领域发展。这对于疾病的认识，疾病的发生、发展、转归的变化规律，诊断治疗及疗效评价的标准化、规范化、国际化等，都是十分必要的。近年大量临床研究工作取得重大进展，有些起到典型示范工作，如中医临床GCP的推广、很多重要疾病的大组病例、随机双盲对照观察、采用国内外公认的诊断标准与疗效评价标准等，对中医临床的现代化都起到积极推进作用。因此，加强中西医结合是实现中医临床现代化的必由之路。

三、中西医结合有利于中医药实验研究的现代化

中医药学的重大进展与突破，仅仅依靠临床积累经验是不够的，它可以掌握宏观的治疗规律，提高疗效，但难以直接了解内在的本质变化、微观变化。因此，实验研究是支持临床研究必不可少的部分，也是

中医临床现代化的重要支柱。中西医结合是提高中医药实验研究水平、实现中医药现代化的重要保证。

四、中西医结合有利于中药研究与新药开发的现代化

中药研究始于"神农尝百草",但发展至今,不能仍然停留在"神农尝百草"的经验水平上。中药研究与新药开发必须借助于现代科学,特别是现代医学的理论、方法和手段,才能研制出安全、有效、优质的新药来。这就需要多学科合作,特别是中西医结合,互相支持、互相渗透、取长补短,才能真正实现中药现代化——包括中药种植、药材加工、饮片炮制、提取精制、质量控制、药理及毒理等多学科系统工程的现代化。因此,中西医结合是推进中药现代化的最佳选择。

五、中西医结合有利于中医药走向世界

由于中医药学的历史背景、人文特点、自我学术体系等与现代医学有很大距离,与世界各国、各民族的背景条件及用药习惯也有很大差距,从理论到实践都很难为其他国家及民族所接受,更难被国际学术界所认可。中医药走向世界,困难重重,步履艰难。而中西医结合是中药走向世界必不可少的桥梁,通过中西医药结合推动中医现代化与中药现代化,有助于让世界各国逐渐了解中医药、认同中医药、接受中医药,为中医药走向世界奠定坚实的基础。

21世纪是发展、创新的世纪,是中医药走向世界、为全人类做出贡献的世纪,也应该是中西医结合空前大发展的新世纪。

实践篇

中西医结合是指中医学与西医学两大学术体系的结合,包括理论的结合、医的结合、药的结合以及人的结合(中医与西医工作者的团结合作、互相学习,西学中、中学西、中西兼通人才的培养等)。中西医结合可以是多方面的、全面的结合,也可以是某些方面、某个领域、局部的结合。

中西医结合的一个重要组成部分是中药与西药的结合,这方面近年来有了很大的发展,在提高临床疗效、降低不良反应方面取得了重大进

展。但也存在一些问题需要进一步研究解决。

一、临床医疗的中西药结合

为了提高临床疗效、降低毒副反应、发挥中药与西药各自的优点，取长补短、优势互补、增效减毒，明显地提高了临床疗效。例如，在抗癌治疗中，放疗、化疗及手术治疗，起效快、作用强，但毒性严重，不良反应常使患者难以耐受而中断治疗，甚至有些患者不是死于癌症，而是死于放、化疗的不良反应。因而在抗癌治疗中，在放、化疗及手术治疗的基础上，加用中药作为抗癌的辅助用药，既可协同增效，加强放、化疗的抗癌作用；又可减轻其毒副反应，提高机体免疫功能，缓解某些症状，提高生存质量，延长存活期，达到"扶正"、"祛邪"双重目的。此方法近年不但在国内推广应用，在国外也受到广泛重视。据了解，在美国将近1/5的癌症患者在接受放疗、化疗或手术治疗的同时，加用中药（或天然植物药）辅助治疗，大大提高了临床疗效。

又如在抗休克治疗中，西药的升压作用，起效快、作用强，适于危重患者的急救治疗，但其升压作用不稳定，易有反跳或有严重不良反应；而参脉注射液等中药抗休克治疗作用缓和而持久，安全有效，没有严重不良反应。因而在临床急救治疗中，常是选西药，以其能够迅速升压救人；随后以生脉注射液等中药跟进，升压作用稳定持久，全身状况明显好转。二者一急一缓，一短一长，优势互补，大大提高了临床抢救休克的疗效。

在临床医疗中，有目的、有选择、有根据、有针对性的、合理采用中西药结合，必将明显提高医疗水平，提高疗效，应该大力提倡，推广应用。但是在中西药并用时也要防止盲目的、大围剿式的多种中西药一齐上，应该注意以下几点。

1. 合理的中西药合用，其目的在于：1）提高治疗作用的强度；2）扩大治疗作用的范围；3）延长治疗作用的时间；4）降低毒性不良反应。总之，以提高疗效为主要目的。

2. 有些中药与西药合用时会产生拮抗减效作用，或产生新的化学物质或新的毒理作用而使毒性增强，此类情况屡有发生，应予禁止。

3. 无目的、无选择、无根据、无针对性的盲目结合，采用大围剿式、群起而攻之、数种甚至数十种中西药混杂应用，是有效结合还是无效组合甚至是有害的组合？在一无所知的情况下盲目乱用，不仅造成医药资源的浪费，加重患者的经济负担，甚至会给患者带来无法挽救的严重后果，不可不慎。

4. 在中西药合用时，应注意两者的给药剂量、方式、途径及时间。谁先谁后，或是齐头并进；谁主谁次，还是等比例配合；特别应注意配伍禁忌及不合理的合并用药，防止不良反应发生。

二、中药研究与新药开发的中西药结合

在中药研究及新药开发中，一方面应在传统中医药理论及用药经验的指导下，在继承的基础上加以发展。另一方面，则应充分借鉴现代科学（特别是现代医药学）的理论、方法、手段，用以研究中药，发展高水平、高质量的中药新药，改善中药研究及新药开发工作中保守、落后、封闭的学术思想与传统观念；改进中药原料生产，建立GAP；改进中药生产过程中的现代化、标准化、国际化，达到GMP要求；提高中药的药理学及毒理学研究水平，符合药品非临床研究质量管理规范（GLP）标准；提高中药临床研究水平，提高科学性、可靠性，积极推广GCP原则；在中药生产销售领域推行GAP原则等。有关中药现代化问题，已有较多论述，本文不再赘述。

总之，要充分利用现代科学（特别是现代医药学）的理论、方法、手段、先进技术设备，使中药研究与新药开发达到现代化、标准化、产业化、国际化水平，使中药不仅为我国13亿人民服务，还能走向世界，为全人类服务。

三、处方（制剂）的中西药结合

中西药合方（制剂），早在清末民初就已出现，近代有了较大发展。

但是，中西药合方（制剂）中，两类药物混合后，在化学、药效、毒理等方面会起什么变化？会有什么相互影响？会产生什么后果？有什么潜在的远期危害？还不够清楚，研究得很不够。因此，对于中西药合方（制剂），目前应持积极而慎重的态度，应该是不提倡、不禁止。

"不提倡"是因为目前对中西药合方（制剂）研究得不够，利弊关系特别是远期作用、潜在危害，还是不清楚，在此情况下轻率提倡、盲目组合、一哄而上、泛滥成灾，后果不堪设想。"不禁止"是因为有些中西药合方（制剂），组方合理，确有增效、减毒作用；既可提高其疗效，又能降低其不良反应，利大于弊。这类中西药合方（制剂），不应一概禁止、一律扼杀，但其前提条件是必须有足够的科学研究，从药性、化学、药效、毒理等方面进行认真研究，提供足够的科学证据，经拆方对比研究，确证该中药合方（制剂）的治疗作用优于该药的中药作用及西药作用，确实利大于弊；或是提高了治疗作用的强度，扩大治疗作用的范围，延长了作用时间；或降低了某些毒性，减轻了不良反应等等。只有证据确实可靠，利大于弊，才能承认该中西药合方（制剂）是个组方合理、安全有效的新药。

结语

中西药结合是中西医结合的一个重要组成部分，使当前我国医药发展中的一个新领域。在临床治疗、中药研究与新药开发以及在中西药合方（制剂）的应用上，都有着重要的学术意义与应用价值，应该进行积极的研究，慎重的推广，为全面推进中药现代化及中医现代化而奋斗。

积极推进中医药事业发展

党的十七大报告为中医药事业的发展指明了方向。当前，中医药界的首要任务是提高疗效，中医研究的核心应该是大力提高中医药防病治病能力，提高中医学术水平，加强自主创新。中医药学是一门应用性很强的医学体系，这就要求我们在研究中突出中医药特色，坚持以应用性研究为主，基础研究为辅，不可喧宾夺主。理法方药、辨证论治是中医药的特色和精髓，研究工作不能太空泛，不应忽视一病一证一方一药的研究，每项研究都应直接或间接地为临床服务，并及时转化为生产力，推广普及。

中医药研究当务之急应突出以下三大重点。

一、有效性研究

中医学是在中华民族长期与疾病斗争中积累了大量宝贵经验，在反复实践、不断提高的基础上，从感性认识上升为理性认识，逐渐形成的学术体系。中医学经数千年而长盛不衰，关键就在于有效，能够治病救人，并具有自己的特色与优势，特别是养生保健、延年益寿、慢性病及功能性疾患、神经精神疾病、急慢性传染病（特别是病毒性传染病），以及心、脑、肝、肾等各类常见病、多发病等方面，有着确切的疗效。

近代由于西方医学的传入，我国形成了中医、西医两种医学体系，这两种体系各有优缺点，对于我国卫生工作和人群保健都起到"半边天"的作用，尽管两者的文化背景、学术体系、理论基础及诊疗方式，有很多不同之处，但两者的目的相同，都是为人类的健康服务，理应团结合作、取长补短、优势互补，发挥更大的作用，不应互相排斥、对立、攻击。即使有些学术观点仍有争论，至少可以求同存异、殊途同归、互相支持，提高医疗保健及防病治病的能力。因此，中医与西医"长期共存"是科学发展的必然结果，也是我国的特点与人民群众的共同要求。不论哪一种模式，哪一种医学体系，不论是中医、西医、民族医，都应为了一个共同目标——为人类的健康服务而团结合作、共同发展。

当前中医药研究的首要任务就是不断提高疗效、提高治病救人的能力、提高防病治病能力。任何一种中医疗法或中药的研究，都要回答3个问题：①是否有效？如何证实疗效？如何通过中医药经典方法或是现代科技手段进一步提高疗效；②什么成分有效？中药有效成分、组分或化学群的研究，必须加强；③为什么有效？要用传统的及现代的科学方法，特别是药理学、分子生物学等研究说明其作用机制。

二、安全性研究

对中药的安全性，过去有两种片面的看法，一是认为中药安全无毒。这种提法不科学不全面，"是药三分毒"，只是相对西药而言中药毒性缓和一些、轻一些、少一些。第二个偏颇的概念认为，中药只要发现有不良反应或毒性就应该禁止使用。这种看法也不正确。因为西药的毒性和不良反应比中药更严重，特别是一些化疗药，毒性很强，但是还在应用。所以应该强调的是合理用药，而不是一发现有不良反应就禁止使用。

近年来，中药不良反应发生率有上升的趋势，为什么？是中药质量下降，还是其他原因呢？分析一下，大概有7个方面的因素。①中药使用范围扩大，使用人群增加。据估计，目前我国有近半数的人口在不同程度地使用中药。用药人群增加，不良反应发生的病例数也相应增加了。②现代的中药制剂经过提纯后，有效成分浓集的同时，也使有害有毒成分浓集，因此过去显现不出来的毒性，在提取浓缩之后就容易显现出来。③认识水平提高，检出率提高。过去某些毒性不为人们所重视，漏诊误诊，以为是原发疾病的表现，没有认识到是中药的不良反应。但随着医疗水平的提高，不良反应的上报率也随之提高。④假冒伪劣产品泛滥是造成中药不良反应的一个重要原因。此外不合理用药，长期、大剂量、盲目地用药也是造成中药不良反应的一个重要原因。⑤宣传误导。过去过分强调中药安全无毒，所以各方面都放松了警惕，不仅老百姓，包括医药人员在内，对这方面的重视都不够，也是中药不良反应发生率上升的原因。⑥中药安全性的研究和监督管理不够。随着国家食品药品监督管理局药品不良反应监测中心的成立，不良反应的上报率明显上升。⑦商业行为干扰。有些药品企业为了追求利润，在药品说明书中有意隐瞒不良反应，等等。

中药安全性研究过去重视不够，今后还有待从以下4个方面加强：①安全性评价体系与评价标准的研究；②中药材及制剂中有毒、有害及致敏物质的研究，包括分离鉴定、检测方法、限量标准和减毒方法的研究；③以中药注射剂为突破口，以常用有毒药材及制剂为重点，进行深入系统的研究；④进一步加强中药不良反应监控体系，完善各级网络，加强监管与应急措施的建立。

三、标准化研究

中医药标准化是中医药事业发展的重要技术支撑，对于促进中医药学术发展、提高中医药临床疗效、规范行业管理、推进依法行政、推动中医药现代化，也具有重要意义。因此加强中医药标准化研究是全面提高中医药科学水平的基本保证，也是中医药走向世界的关键。

但是中医药标准化尤其是中药标准化还存在一定的不足。例如，复方丹参制剂具有三多一少的特点：①剂型多，有片剂、滴丸、水丸、浓缩丸、颗粒、胶囊、合剂和喷雾剂等8种剂型；②生产企业多，1981年获得批准生产后，至今有生产厂家707家，且同一地区重复生产企业多，如吉林有100家，广东60多家，河南、四川、云南分别达到40家以上；③药品规格多，其有效成分量相差可达20倍以上；④药典收录少，2005年版《中华人民共和国药典》（一部）仅收录复方丹参片和复方丹参滴丸2种剂型。三多一少造成了质量不标准、用药不统一，以及流通领域与监管的混乱。由于该药生产厂家多，各生产厂家质量标准不统一，不同厂家的产品质量存在较大差别，甚至同一厂家不同批次的产品也存在较大差别。针对此类问题，各地药品监督部门及广大的科研工作者对不同厂家、不同批次产品的质量进行了大量研究工作。

中药标准化研究包括：原料质量标准化、辅料质量标准化、生产工艺标准化、质量控制标准化、药效评价标准化、安全性评价标准化，以及临床研究标准化、评价系统的标准化等等。我国已经制定了GAP、GLP、GMP、GCP、GSP等标准化规范，这就要求各级中医药单位应严格贯彻执行这些原则，努力将各项工作提高到一个新水平。

合理用药也应标准化，应该有严格的功能、主治、适应证、不适应证、禁忌证、用药注意事项等。例如，年老体弱、婴幼儿，以及肝、肾疾病患者，对药物耐受性较差，容易引起不良反应；另外一些特殊人群（包括孕期及哺乳期妇女）用药时，可通过乳汁排泄，引起婴儿中毒；有些中药含有蛋白质，过敏体质患者用药后，可产生过敏反应。此外，合并用药是引起中药不良反应的因素之一，故非病情确需，切勿盲目合并用药。因此，合理用药标准化也十分重要，例如药品的用量包括一次量、一日量、一个疗程量、最佳剂量、最大限量、冲击量及维持量等需要标准化；明确疗程：短疗程、长疗程、间断治疗；药品说明书的标准化。

十七大报告再一次强调扶持中医药和民族医药事业发展，体现了党和国家的高度重视。我们中医药和民族医药工作者要抓住机遇，促进中医药和民族医药的发展，加强自主创新，提高中医药防治疾病的水平，更好地服务人民，为促进社会和谐、提高全民健康水平做出应有的贡献。

中医药现代化是历史发展的必然

中医学是中华民族创造和独有的传统医学，是中华民族在几千年漫长历史过程中和疾病进行斗争，在大量经验积累的基础上反复实验，以感性认识为基础，再上升到理性认识，然后逐渐发展，并最终形成了一套完整的学术体系。因此，中医药学是几千年来人类与疾病进行斗争的经验总结，既具有一定的科学性和广泛的应用性，又特别符合中国国情。同时，中医学在历史的发展进程中，具有十分重大的学术贡献，亦如两千多年前的《伤寒论》，就是我国最早的传染病学，其中既论述了传染病的治疗，也阐述了传染病的病因；《神农本草经》是人类最早的药物学;《洗冤录》则是法医学的鼻祖;而中医的针灸、按摩、气功等则是人类最早的非药物疗法。

中医学具有中华民族的特点,它本身既有丰富的人文科学和哲学的内容,又属于自然科学、应用科学。从历史发展观来看,中医学不仅保证了中华民族几千年来的繁衍昌盛与防病治病,而且对世界医学发展也有重大贡献,所以中医药在推进人类与疾病斗争的过程中所起的伟大作用是不能抹杀的。

一、应当以历史观客观、深刻地认识中医药的优势

我国传统医药之所以历经数千年而不衰,至今仍在国民的医疗保健中发挥着不可替代的作用,并且在世界传统医药领域处于领先地位,是由自身的科学性和独特优势所决定的,其强大的生命力主要体现在以下几个方面。

1. 中医学术体系的形成和发展符合中国国情,符合民族特点。中国的国情是什么?就是中国有13亿人口,其中约有9亿农民,这就决定了中国的医疗保健任务非常艰巨,即便是西方发达国家也很难承担,但我们却必须承担,这就是我们的国情。因此,我认为最好的办法就是中医和西医各顶半边天,共同完成这个任务。统计数据显示,40%的乡村医生、70%的乡镇卫生院、89%的社区卫生服务中心、100%的城市大医院都可以提供中医药服务。这说明:中医药的服务已经形成了一个完整的体系,并在人民大众的基本医疗保健方面起着重要的支撑作用,不容忽视。

2. 中医药充分体现了自然科学与社会科学的有机结合,展示了现代科学一体化的新趋势。中医学认为,人和自然是"天人合一"的关系,人体本身是形神统一的整体。近年来西方兴起了系统生物学,其重要的观点是强调整体概念。这个观点上的变化集中反映了现代医学的反思和回归,而这一观点恰恰是我们中医界的专长,我们几千年来就强调整体意识,所以西医学的发展也不仅仅是局部的观点,微观的

观点，现在也正向宏观和整体发展，这就与我们中医界的看法不谋而合、殊途同归。因此，传统中医学的理论与实践，符合现代科学一体化的新趋势。

3. 中医药有着很好的疗效，在某些领域具有自己的独特优势。有人说中医只能治小伤小病，大伤大病治不了、疑难重症治不了、急救解决不了。我们姑且就算中医只能治小伤小病，其作用也不容低估。这是因为在整个患者群中，大约有二分之一至三分之二都是小伤小病，真正疑难重症只占很少一部分。如果中医能把这部分患者全部控制在早期、控制在基层，那么患者的愈后好、经济负担小，同时可以减轻国家和社会的负担，节省有限的卫生资源，能够做到这些就是了不起的贡献。更何况中医不只是能治小伤小病，对很多疑难重症中医也有优势，比如说在养生保健方面，在传染病、特别是病毒性传染病的防治方面，在一些多发病，如心脑血管病、周围血管病、肝病、慢性病等很多方面都能做得很好。如果中医和西医配合起来优势互补，进一步发挥疗效，那这个效果就更大更好了。

4. 中医药不仅在几千年的实践中卓有成效，而且形成了"简便廉验"的特点。这个特点具体就是："简"是指中医广泛使用针灸、推拿、敷贴等简单的治疗手段，一根针一把草即可治病；"便"是中医诊疗技术简便易行，用药简单、服用方便、不良反应小，容易在社区和农村推广应用；"廉"是中药资源蕴藏丰富，因地制宜、随地取材、费用低廉；"验"是中医药综合集成各种优势的结果，疗效确切。中医药的这一优势不仅表现在中华民族在历史上虽然屡遭重大瘟疫，却总能克而胜之上，就是近年来中医药介入SARS、艾滋病等重大疾病的防治所取得的成功经验也能充分证明这一点。

5. 中药产业将成为新的经济增长点。我国的药用资源有12000多种，文献记载的方剂有10多万首，是新药筛选开发的巨大资源。这些经过长期临床实践应用的方药，较之需通过药物盲目筛选的研制方法，具有投资少、风险小、周期短的特点，它将成为全球研究开发的一个热点。同时，中医药还是我国最容易获得独立知识产权的领域，因而有着极大的发展潜力。

二、治病救人就是硬道理

近来，对中医的科学与否争论不休。在学术上有各种不同的看法和争论是很正常的。对中医的看法有两种极端表现，我认为都不太妥当。一种看法认为，中医学在秦汉时代已经发展到了顶峰，登峰造极、完美无缺。这种看法不科学，应该说老祖宗创立的中医学是伟大的，但还是需要我们继续发展，那种认为中医学在两千多年前就已经完美无缺，不需要再发展的说法有失偏颇。甚至还有人提出来"西医治不好的病，中医都能治"，这种说法就更缺乏科学性了。另外的一种看法，就是那些对中医不太了解的人，认为中医是"伪科学"，他们用西方的一些条条框框去生硬地比对中医药，认为科学的东西一定能讲清道理，讲不清道理的就是"伪科学"，中医能治好病，但讲不清道理，所以是"伪科学"。照此推论西医能讲清道理，但治不好病，就是"科学"吗？这种说法太不准确，对于患者来说，是把"讲清道理"放在首位，还是把"治好病"放在首位？

实践是检验真理的唯一标准。而治病救人才是医学的硬道理，也是医学的根本目的，只要能达到这个目的就是好的，就有其必然的科学性。严格来讲中医也应该把原理搞清楚，尽可能让它比较符合多数人对科学的理解，有一些科学的依据。新中国成立以来，我们在这方面也做了大量的工作，希望既能治好病，又能讲清道理，并已取得了一些重大进展。对于中医药我们需要回答这样三个问题：第一，中药能不能治病救人，这是关键、是根本；第二，中药什么成分能治好患者，这个内容需要研究清楚；第三，中药为什么能治好患者，即作用机制是什么。三个问题都回答清楚了，就是一个科学的医学。但由于历史上的多种原因，我们首重第一个问题，就是能不能治好患者。既能治好患者，又能说清楚是什么成分、什么作用机制当然更好，一时说不清楚，后两条可以慢慢研究，但是第一条治病救人必须要保证，这是我们当前对中医学的要求。而西医学首先要求说清楚成分与作用机制，这一点和中医学不太一样。

一时间还说不清道理，但它能够治病救人、能够使人健康、有确切的疗效，我们就可以先使用、再研究作用机制。现在应该抓住重点，把一些最常用的、效果最好的药物研究清楚；再把一些多发病、常见病和疑难重症研究清楚，以此来带动整个中医药的发展。

三、我国中医药未来发展趋势

中医学的未来发展，或者说中国医学的未来发展，现在也存在着不同看法：一是认为西医应该"吃掉"中医，因为西医是科学的，中医是"不科学"的，提出"废除中医"；二是认为中医应把西医给熔化掉，因为中医是我国民族的传统文化，应该成为主流；三是认为中西医结合优势互补，这是中国医学发展唯一正确的道路。而我认为，中国医学发展的道路应该是多样化的，应该是两个学术体系、三种类型都存在。可以概括为：长期共存、优势互补、有分有合、共同发展。因为中医有中医的优势，西医有西医的优势，两者合起来更有优势。这是人民的需要，也是科学发展的必然规律。但是也要有分有合，不要一刀切，有一部分人搞中医，有一部分人当西医，另一部分人从事中西医结合。总之，应该发挥两个学术体系的优势，有人比喻说，两条腿走路，总比一条腿蹦要好。

这里有一个很现实的例证，即中药复方制剂"冠心Ⅱ号"，这项研究的意义不仅仅在于一个药，而是通过这个研究，推动了整个中医药的现代化、中医药的科学研究。我们既尊重了中医的传统特点和特色，又采用了大量现代科学的理论、手段进行研究。所以它对于整个中医学术的发展、中医科研水平的提高都具有较大的推动作用。而在继承发扬中医药优势特色的基础上，充分利用现代科学技术推动中医药现代化和国际化，满足时代发展和民众日益增长的医疗保健需求，是历史赋予我们的责任。

四、用"药物经济学"推进中医药现代化的发展

中医药现代化是历史发展的必然。由于文化背景的不同，中医药的传播与交流受到了一定的影响。中医药要想走向世界，被各国人民所接受，就要尝试使用符合国际上通用的解释语言、检测方法和质控标准，使其现代化、通俗化。前提当然是保留自己的特色，不能生搬硬套。50年前，中医靠的是个例报告评价疗效，而近年来我们也采用了大组病例、随机分组、双盲对照、多中心验证等现代科学评价方法。此外，我们还采用了GCP原则和循证医学原则，而不仅仅是靠经验判断，现代科学方法的实践与应用，目的就是打破故步自封、与世界同步发展。当前人们对中药产品的质量要求越来越高，中药的标准规范研究受到政府、企业及研究单位的高度重视。评价一种中药的好坏，除了疗效以外，还应该有其他通用的标准，经济性评价或者说性价比高低就是其中之一。而药物经济学与医药行业的联系非常紧密，医药企业在研发生产中药产品的过程中，完全可以借用药物经济学的评价方法来为企业服务。临床医生也可以应用这些方法来选择最佳的治疗方案，以优化卫生资源、减轻患者负担。比如成本—效益分析、成本—效用分析等，使中医药"简便廉验"的优势更加突出，让人民大众受益。

要实现中医药的现代化，必须追踪国际最新研究动向，把当代最先进的学术成就引入中医药研究领域，这样才能有更高水平的发展。我们相信，如果药物经济学应用得好，将有利于加速中医药现代化的发展进程，更好地为全人类的健康服务。

中医理论现代化的探索

摘要：中医学属于应用科学范畴。中医理论由两大部分组成：即中医理论的指导思想（哲学理论部分）及中医理论的主体内容（医学

理论部分）。"阴阳""五行""天人合一""精气神""五运六气"等学说，来源于哲学，也是中医理论的哲学部分。"阴阳"学说强调"阴阳互根""阴阳平衡"；"五行"学说将世界万物概括为"金木水火土"五大类物质，并以"五行生克"来认识世界万物；"天人合一"学说包括两方面内容："天人相应"和"天人合一"；"五运六气"学说是古代原始的预测学及时辰医学；"精气神"学说是对生命现象的高度概括与宏观认识。中医理论的主体部分，包括"脏腑""经络""辨证论治""四诊八纲""理法方药"，以及中药理论的"四气五味""升降浮沉""性味归经"等。"脏腑"学说是古代对解剖学与生理学的综合概括。"经络"学说是古人对信息传导、网络调控及管道运输的宏观认识与总体理解。"辨证论治"是中医治病的一大特点，但随着疾病谱与医学模式的改变，今后的发展方向应该是"辨证论治"与"辨病施治"两者共存，以提高诊断的准确性和防病治病的有效性。中药现代化、中医现代化及中医理论现代化，就是要求中医学与中医药事业"与时俱进""持续发展"，发展的关键在于创新和人才培养。因此，树立良好学风、取其精华、弃其糟粕、求同存异，正确理解中医理论的精髓是中医事业发展的保证。

关键词：中医理论；中医现代化

1 中医学术体系形成与发展

1.1 中医学的性质和特点

中医学是治病救人的科学，属应用科学范畴。中医理论含有丰富的哲学、人文科学、佛学、道学、儒学及诸子百家的思想，是具有社会科学特点的自然科学。过去中医学以经验医学为主，当代则充分利用现代科学（包括现代医学）的理论、方法、手段，向现代化的中医学发展。

1.2 中医理论的形成与发展

中医理论是中华民族几千年来与疾病斗争的结晶，是大量实践经验的积累与升华。在感性认识的基础上，不断总结、提高，上升为理性认识，逐渐条理化、规律化、概念化、抽象化，形成了早期笼统的模糊的理论。在中医理论的形成与发展过程中，不断借鉴、吸收、融合了丰富的哲学、人文科学、佛学、道学、儒学以及诸子百家学说的精华，并使其成为中医学术体系的指导思想。这些理论和学说在丰富中医理论的同时，推动了中医学的发展，使中医学具有整体性与个体性相结合、规律性与灵活性相结合、抽象与实体相结合的特点，并蕴含了原始朴素的矛盾论、唯物论、辩证法的基本观点，形成了独特的中医理论体系，成为中医学历经数千年而长盛不衰的持续发展的坚强基础。

1.3 中医理论的精神实质与科学内涵

中医理论博大精深，内容复杂深奥难懂，加之后人的渲染夸大、神秘化，使人感到中医理论神乎其神、玄乎其玄、鬼神莫测，世人无法理解。我们应该本着实事求是的科学态度，使之返璞归真、去伪存真，揭示其精神实质与科学内涵，正确认识中医理论的本质。中医理论由两大部分组成：即中医理论的指导思想（哲学理论部分）及中医理论的主体内容（医学理论部分）。

2 对中医学术体系的认识

2.1 中医理论的指导思想——哲学部分

"阴阳""五行""天人合一""精气神""五运六气"等学说，来源于哲学、人文科学及诸子百家学说。是广泛适用于社会科学和自然科学各学科及领域的通用理论，而非中医学特有的理论，其本身不是医学理论。而是用以指导医疗实践，推动中医学术发展的指导思想。哲学理论被借鉴、融合于中医理论中，成为中医理论的一个重要组成部分。

2.1.1 "阴阳"学说

强调"阴阳互根""阴阳平衡"，一旦发生"阴阳偏盛"（阴虚阳亢或阴盛阳衰），甚或"阴阳离绝"，便会发生疾病，甚或死亡。其精神实质与科学内涵是古朴的矛盾论，是"一分为二"、"对立的统一"和"对立的转化"，是矛盾的产生、激化、调和与统一。古人用"阴阳"代表一切对立的现象、事物及运动规律，认识万物的发生、发展及转化规律，并以此学说认识和解释人体的生理、病理现象及变化规律，将"调和阴阳"（调解矛盾）作为防病治病的基本规律。因此，可以认为"阴阳"学说是古代原始的"矛盾论"，而今天的"矛盾论"则是古代"阴阳"学说的发展、提高与现代化。

2.1.2 "五行"学说

古人将世界万物概括为"金木水火土"五大类物质，以"五行生克"来认识世界万物。各类物质之间的相互关系，相互影响，或是"相生"（相互促进），或是"相克"（相互抑制），而不是孤立的、互无影响的。中医学将此学说用以解释人体五脏六腑各种器官组织之间的相互影响，特别是在生理、病理状态下的相互影响，以及在诊断、治疗时的整体性及辩证规律。因此，"五行"学说的实质是原始的、古朴的"唯物论""辩证法"。古人以"五行"学说为理论将原始的辩证唯物论用于认识世界万物，特别是认识人体的变化规律，用以指导中医临床实践，强调人体的整体性与内外环境的统一性，而不是抽象的、局部的、孤立的认识问题。

2.1.3 "天人合一"学说

主要包括两方面内容：①"天人相应"：认为人与自然界相互影响、相互依存，自然界的变化可以影响人体的健康与疾病，而人类又可主动适应自然界、改造自然界，只有人类和自然界和谐统一，才能保证健康长寿。②"天人合一"：借鉴自然界的现象与变化规律，用以认识人体的奥秘，认识人体五脏六腑、生理病理变化，用类推、比拟的方法来解释人体现象。这种原始的认识论，对于中医学及中医理论的发展，产生了一定的影响，并使中医理论具有宏观、整体、综合、抽象、概念化等特点，而在具体、准确、精细等方面较不足。

2.1.4 "五运六气"学说

是古代原始的预测学及时辰医学，在经验判断的基础上，结合时间特点、自然现象、环境因素及人体状态等多方面情况，预测未来的吉凶祸福、疫病的流行、疾病的发生、发展及转归。也是古代时辰医学的原始型，包括时辰生理学、时辰病理学、时辰治疗学等，如针灸治疗的"子午流注"学说，便是古代时辰医学对运气学说的具体运用。但由于"五运六气"学说是建立在经验判断的基础上，缺乏足够的科学根据、预测欠准、不为历代医家所重视，特别是在民间被一部分人发展成算卦、相面、批八字，成为迷信、欺骗的工具而误入歧途。

2.1.5 "精气神"学说

"精气神"学说是对生命现象的高度概括与宏观认识。广义的"精"是泛指物质而言，是构成人体的精华，是生命的物质基础；狭义的"精"是指生殖系统传宗接代的精华物质而言。"气"是泛指功能而言，全身之气（"宗气""元气"等）是指全身性整体的功能而言；而局部之气（"心气""肝气""肺气""脾气""肾气"等），是指局部功能而言。"气虚"是功能减弱，"气逆"或"气滞"是功能紊乱或功能障碍，"益气"是增强功能，"理气"是调节功能等。广义的"神"泛指生命现象，狭义的"神"是统帅全身的中枢神经（脑）以及精神（情志）活动而言。"精气神"学说的科学内涵就是在物质的基础上产生功能，物质与功能结合构成生命，是对人类（以及各种生物）生命现象及生命活动规律的高度概括，是对人体生理、病理变化的宏观认识，也是对医疗实践、防病治病原则的整体认识。

2.2 中医理论的主体——医学理论部分

中医理论的主体部分，包括"脏腑""经络""辨证施治""四诊八纲""理法方药"，以及中药理论的"四气五味""升降浮沉""性味归经"等等。

2.2.1 "脏腑"学说

"脏腑"学说是古代对解剖学与生理学的综合概括，是在大量医疗实践中，根据人体生理病理变化多种表现的综合、概括，逐渐形成的。在古代大体解剖的基础上，初步认识到各内脏的生理功能，但限于当时的历史条件和科学发展水平，也产生了一些误解。例如古人所讲的"心"，在解剖学上是指心脏而言，而在生理功能方面的认识，则包括了循环系统的"心脏"和统帅全身的"大脑"，故有"心主血脉"与"心者，君主之官"的论断；又如古人所讲的"肾"，在解剖学上是指泌尿系统的肾脏而言，而在生理功能上则包涵了泌尿、生殖、内分泌、骨骼、听觉、遗传等多方面功能。对于古人的"脏腑"学说，不必用现代解剖学、生理学加以对号入座、过分苛求，中医学在千百年的发展过程中，已经形成一个学术体系，并在认识人体的生理、病理、诊断、治疗等方面，积累了大量经验，具有一定指导作用。我们不必大惊小怪地纠正古人的误解，而是应该做出科学的、合理的解释，取其精华，弃其糟粕，推动"脏腑"学说向前发展。

2.2.2 "经络"学说

"经络"既不是"凤汉氏系统"、"凤汉氏小体"和"凤汉氏管"，也不是古人早已了如指掌而今人又找不到的"特定的解剖系统"、至今尚未发现的"新组织结构"，而是古人对信息传导、网络调控及管道运输的宏观认识与总体理解。"经"是以神经系统为主的信息传导、网络调控系统；"络"是以血液循环系统为主的管道运输、体液流动系统，包括动脉、静脉、大小血管以及微循环。因而古人论及"经络"时，或指神经系统，或指循环系统，或兼指两个系统。我们应该正确认识"经络学说"的精神实质与科学内涵，用之以指导针灸治疗与学术发展，提高防病治病水平，特别是提高针灸治疗的疗效，更好地解除患者的疾苦。一味寻找"古人早已认识，今人又找不到"的特定解剖系统或"新的组织结构"，是没有意义的。

2.2.3 "辨证论治"

"辨证施治"是中医治病的一大特点。"证"的基本概念是一组有内在联系的病理生理变化及其临床表现,"证"有多重含义:①"证"是认识疾病、明确诊断、指导治疗的"证据"。②"证"是一组有内在联系、有一定规律的症状、体征(即症状或症候)。③一病可见多"证",伤寒有六经证;一"证"也可见于多病,例如虚证可见于伤寒,也可见于杂病。④"证"涵盖了病因、病机、病情、病位、病期等多种因素。例如"八纲辨证"是将所有疾病的多种病理生理变化及其表现概括为阴阳、寒热、表里、虚实八大类,"虚实"是反映"正邪"两方面的情况,"虚"为机体状态的虚弱、衰退,"实"为病邪之强盛;"表里"则反映病位在"表"或入"里",也反映病期,感染性疾患的发展阶段,或传染病的病期;"寒热"既反映病因病机、外邪之性质,如风寒或暑热,也反映人体疾病的性质,如"寒证""热证"等;"阴阳"则是八纲辨证的整体概况和综合判断,"虚证""寒证""里证"为阴,"实证""热证""表证"为阳。"八纲辨证"将所有疾病高度概括为八大类,在此基础上,再结合五脏六腑、外感内伤,各种病因、病机、病位、病情、病期而形成各种各样的"证"。因此,"证"的内容复杂、包罗万象、千变万化,具有高度概括性、不确定性。既有整体性,又有个体性;既有规律性,又有灵活性;既有一致性,又有多样性。各种"证"既可单独出现,又可交替出现、互相转化,其准确定义、诊断标准、界定范围都很困难,与医者的水平、经验及学派都有很大关系。同一患者,不同医者可有不同辨证,其重复性、客观性、规范化、标准化,都是亟待解决的问题。

由于上述情况,特别是近代社会的进步、科学的发展、人类生活方式与生存环境的变化、疾病谱与医学模式也都发生了很大变化,以"辨证施治"解决一切疾病的诊疗问题,具有很大的局限性。加之"一病"可见"多证","一证"又可见于多种疾病,因而"辨证"与"辨病"结合,已成大势所趋。事实上"辨证"与"辨病"结合古已有之,如破伤风、营养不良、麻疹、天花（儿科的惊疳痘疹）、痢疾、中风等，特别是近年流行的SARS、艾滋病等疾病，更须辨证与辨病结合，才能及时准确地做出正确诊断，指导治疗。因此，今后的发展方向应该是"辨证施治"与"辨病施治"两者共存，或"辨证"与"辨病"相结合，以提高诊断的准确性和防病治病的有效性。

2.3 中药理论

"四气五味""升降浮沉""性味归经"等理论，近年已有大量研究与论述，不再赘述。但其中的"归经"与"引经药"的理论，值得重视，这是古人对药物作用的靶点学说及靶向学说的早期认识。初步研究证明，有些中药确有靶向引导作用，这对于阐明中药作用原理，以及发现新药、新的作用机制将有重要意义。

中医理论内容十分丰富，本文只能对一部分重要理论略加讨论，提出一些不成熟的看法，供读者参考。

3 中医现代化是划时代的飞跃

很多国家在不同历史时期，对不同领域提出了"现代化"的要求，新中国成立初期提出"四个现代化"（工业、农业、国防及科技现代化），近年又提出"中药产业现代化""中医现代化"及"中医理论现代化"。何谓"现代化"？笔者认为某一领域的"现代化"就是该领域随着社会的进步、科学的发展而"与时俱进""持续发展"。"现代化"是一个动态过程，是不断发展、不断前进的过程，有起点无终点。

中药现代化、中医现代化及中医理论现代化，就是要求中医学与中医药事业"与时俱进""持续发展"，跟上时代的进步、科学的发展，跟上国家的要求与人民的需要。因此，中医药学与中医理论的现代化，是时代进步的要求，大势所趋、势在必行。

不同时期对现代化的要求不同。例如，《伤寒论》是秦汉时期中医现代化的标志，《本草纲目》是明代中药现代化的标志，温病学派的创新发展则是清代中医理论与中医药现代化的典范。近年提倡充分利用现代科学（特别是现代医学）方法进行中医药研究，提高中医药防病治病水平，推进中医药事业发展，则是当代中医药现代化的特点。

中医药现代化的目的在于全面提高中医药防病治病与治病救人的水平，更好地为人民服务。中医药现代化的关键是发展创新，只有不断发展创新才能更好地推进中医药现代化。中医药现代化的内容包括三部分：中医理论现代化、中医现代化及中药现代化。由于三部分内容的难易程度不同，现代化的进展情况也不同：自1989年提出"中药产业现代化"后，全面推进了中药学及中药产业的现代化，此领域目前已取得重大进展；而中医现代化问题复杂、难度较大、进展较慢；至于中医理论现代化则难度更大，问题更复杂，加之争论不休，至今尚未正式启动。

4 数风流人物还看今朝

4.1 理论发展必须联系实际

中医学与中医事业的发展，关键在于发展创新，必须强化创新思想、创新思维、创新能力，建设一支具有创新实力的科技队伍。我们还须正确理解继承与发扬的辩证关系，继承不是最终目的，继承的目的在于发扬，而发扬的基础是继承，两者密不可分，是一个问题的两个方面。继承与发扬不可分割，更不是对立、互相排斥或互相取代的关系，长期争论不休不如多干实事、脚踏实地，在实践中寻找正确的前进道路。

在中医药现代化，特别是中医理论现代化的研究中，仅仅从哲学角度进行研究是不够的，仅仅从医史角度面向过去、对中医理论的发生发展和历史贡献进行史学研究也是不够的。一切研究的最终目的是为了提高防病治病能力，推动中医学术发展，是为了治病救人，保障人类健康。因此，中医理论现代化必须强调理论联系实际、面向未来、面向实际、为实践服务、切忌坐而论道、空谈阔论、脱离实际、脱离治病救人的目的，也要防止将医学理论研究变成哲学理论之争、各种学派之争。应该强调，中医理论的主体是医学理论，是治病救人的理论，应以医学理论的研究为主，不能用其他理论喧宾夺主，甚或取而代之。

4.2 人才是保证

人才，特别是学科带头人，极为重要，能否带出一支好的科研队伍，开拓一些新领域，打出一片天下，在很大程度上取决于学科带头人。目前老一代学科带头人大部分已退出历史舞台，而新一代学科带头人还不够成熟，他们的学术水平、科研能力，特别是创新发展、开拓新领域的能力还有待于提高，在学术界的知名度和权威性还有待加强，特别是领军地位还未巩固，甚至尚未建立。因此，学科带头人的选拔、培养与提高是当前急待解决的问题。

此外，我们必须建立一支老中青结合、多学科并重的人才梯队，重点选拔、培养德才兼备的中青年骨干是非常重要的，但忽视、排斥老大夫和老专家则是不正确的。医学是晚熟科学，很多中医药专家更是大器晚成，低估、忽视甚或排斥老大夫和老专家，不利于中医学术发展，也不利于中青年一代学者的健康成长。这种错误做法应当引起重视，加以纠正。

4.3 认真贯彻执行"双百方针"，树立良好的学风

中医理论内容复杂，历代学者几乎在所有重大问题上都有不同看法，甚至激烈争论，致使中医理论现代化的研究成为十分敏感的"雷区"，稍有不慎就会引火烧身成为众矢之的，甚至出现"口诛笔伐"大批判的局面。因此，必须认真贯彻"百花齐放、百家争鸣"的方针，在学术问题上有不同看法、有争论，是正常现象，要以实事求是的科学态度，互相尊重、互相爱护、与人为善，进行学术讨论，树立良好学风。要避免感情用事，在学术讨论中夹杂人身攻击；要避免"一花独放""一派独鸣""一言堂"等现象的发生。

有些学术问题长期争论不休，停留在"空战""笔战""持久战"阶段，坐而论道，引经据典，从概念到概念，从古人到古人，缺乏科学有力、令人信服的根据，很难取得学术界的公认。讲一百句空话，不如干一件实事。因此，我们应该强调"实践是检验真理的唯一标准"，要通

过大量实践，收集大量可靠的证据，集思广益、去伪存真，既要充分取其"精华"，也要大胆"弃其糟粕"，才能推进中医理论现代化及中医药现代化，对中医事业的发展做出积极的贡献。有些学术问题，一时不能统一认识，也不要急于求成，不要将自己的看法强加于人，应该在团结合作的基础上"求同存异"，在实践中逐步提高认识，正确理解中医理论的精髓，为推进中医理论现代化、中医药现代化以及中医事业的发展而共同努力。

积极推进中药现代化

摘要：中医药在我国历史悠久，具有独特的整体观、辨证论治的治疗模式以及低毒性和疗效确切的特点，越来越受到各国人民的重视和欢迎。21世纪之初，在我国加入WTO之后，建立和完善规范化的中药生产、科研体系，对促进中药现代化、实现中药与国际接轨意义重大。文章论述了中药现代化的目的，中药现代化的发展、创新，中药现代化的主要内容，指出了中药现代化应注意的几个问题。

关键词：中医；中药；现代化

中医药在我国历史悠久，为中华民族的繁衍昌盛做出了不可磨灭的贡献。中医学以其独特的整体观、辨证论治的治疗模式以及中药低毒性、疗效确切及在医疗康复方面的优势，越来越受到各国人民的重视和欢迎。因此，在21世纪之初，在我国加入WTO之后，建立和完善规范化的中药生产、科研体系，对促进中药现代化、实现中药与国际接轨意义重大。

1 中药现代化的目的

1.1 提高研究水平，开发安全有效、质优可靠的新药

目前，我国中药研究和生产状况不容乐观，多年来低水平重复困扰着中医药界。新中国成立以来，培养了一大批中药科研人员，形成了具

有较高科研水平的科技队伍，中药的学科建设初具规模。现代新技术、新方法在中药研究中逐步得到应用。特别是近年来，国家先后建立了一批中药重点研究实验室和工程技术研究中心，扶持了一批骨干制药企业，仪器设备和生产条件有了较大改善，初步形成了中药科研、开发、生产相结合的体系。为进一步提高中药研究水平，开发生产出安全有效、质量优良、稳定可靠的新药打下了坚实的基础。

1.2 加速与国际接轨，让中药为全人类做贡献

世纪之交，又逢中国进入WTO大好机遇，在人们回归自然意识和自我保健意识越来越强的形势下，各国竞相采用现代科学技术手段研究开发传统药物。但由于文化背景和理论体系的差异，要使西方国家理解中医药理论体系和内涵进而接受和使用中药，是一项十分艰巨的工作。首先要使外国人能够了解中医药，在此基础上，参照国际通行的医药标准和规范，以国际市场为导向，发扬传统中药的优势和特色，形成国际认可的中药现代标准和规范体系，早日实现与国际市场接轨。

1.3 中药现代化必将推进中医药事业的发展

中药现代化作为一项系统工程，涉及中药基础研究、生产工艺、系列标准规范的制定与实施等领域。包括从中药材生产、采收，中药饮片的炮制、运输、储存，单味药及复方的药效物质基础作用机制的揭示，到中药成品的疗效和安全性评估等各个方面。中药现代化必将推进中医药事业的发展。

2 中药现代化的灵魂是发展与创新

中医药学是中华民族数千年与疾病做斗争的经验结晶和理论概括，为中华民族的繁衍昌盛做出了卓越贡献。新中国成立伊始，毛泽东主席就指出要"重视中医，学习中医，对中医药学加以研究整理，并发扬光大，这将是我们祖国对人类贡献的伟大事业之一"。50多年来，我国三代领导人都对中医工作给予重视和扶持。1996年，在全国卫生工作会议上，江泽民总书记强调指出："中西医工作者要加强团结，相互学习，

相互补充，促进中西医结合。"《中共中央国务院关于卫生改革与发展的决定》再次指出，"中医药是中华民族优秀的传统文化，是我国卫生事业的重要组成部分，独具特色和优势。……正确处理继承与创新的关系，既要认真继承中医药的特色和优势，又要勇于创新，积极利用现代科学技术，促进中医药理论和实践的发展，实现中医药现代化"。

借助网络技术，使中医药学早日与网络联姻，建立相关的中医药网站，既可以使专业人员在网上了解有关中医药的科研、医疗、教育、生产、管理等的发展动态，又可使外国通过网络了解中医药。

步入21世纪，中国加入WTO，中医药产业机遇与挑战并存，入关后国外大量药品必将冲击国内医药市场。我们抢占制高点的关键是要发展与创新。中药产业必须坚决依靠现代科学技术，深化改革，扩大开放，推进中药现代化进程。不仅要使中医药理论被现代社会所接受，而且中医药科技也要迈入世界医药科技的前列，提高中药质量和科研水平，增强中药产业的综合竞争能力，迎接挑战。

3 中药现代化的关键是人才

中药现代化涉及的领域极为广泛，不仅包括中药的生产、研究领域，还包括现代生命科学技术，如基因工程、遗传学工程、生物工程等，同时涉及商业、信息产业以及知识产权保护等。中药现代化的关键是人才问题。当前我国从事中药基础研究的人员不足，科研力量薄弱，结构不合理，人才外流严重。学科发展的关键是人才培养，尤其是中青年学科带头人的培养。应积极创造条件、提供机会，支持他们参加国内外学术会议，提供专项基金，帮助他们迅速成长。同时要注意老中青结合、多学科混编科研梯队的组建，发挥群体与协作精神，打破行业界限，不搞门派斗争。

4 中药现代化的保证

4.1 医药结合

中药现代化与中医现代化应同步进行。1996年全国卫生工作会议提出

"中医药现代化"的口号，"中药现代化科技产业行动"已被列入"九五"攻关项目，但仅有中药现代化而没有中医现代化是不全面的。中药是中医学术体系的重要组成部分，著名科学家钱学森早在1986年就指出"实现中医现代化的条件已经成熟，因此建议把中医现代化列入中国科技攻关项目"。我国自古就有"医药不分家"之说，20多个世纪来，医药总是共同发展、共同进步，人类对疾病的认识和对用药经验积累也是相伴而行。医病是目的，用药是手段，医学理论的发展创新往往伴随着药学的重大发现，反之亦然，中医现代化应该与中药现代化相携前进，共同发展。

4.2 中西医结合，"洋为中用"

毛泽东的"团结中西医，走中西医结合的道路"，"西医学习中医"等指导方针大大推动了中医药事业的发展。西方医学的优势是现代科学技术的应用和重视微观、分析性研究，重视局部定位，从整体器官到细胞、分子、基因等各层次进行研究，而中医学更重视宏观整体、相互制约与调节的研究。中医学与西医学各有自己的人文背景、思想体系与哲学基础，"洋为中用"，取其所长、补己之短，使中医学和现代医学优势互补，使二者有机地结合起来，形成我国特有的中西医结合医学体系。

4.3 继承与发扬结合，"古为今用"

中医中药是中华民族数千年与疾病做斗争的经验结晶，中药现代化应该在认真继承的基础上发展创新，广泛应用现代科技，与世界科学的发展接轨。中医药学的发展，永远是历史的延续性（继承）与变异性（发扬）的辩证统一。中药现代化需要继承、借鉴，但其目的在于更好地发展，只有继承与发展相结合，中药现代化才会事半而功倍。

5 中药现代化的主要内容

5.1 中医药理论的现代化

中药研究必须依托于中医药理论，加大中医药理论现代化研究是促进中医药现代化的基础。长期以来，我们在中医药理论建设方面继承不足，发展也不足，应大力加强中医药理论的现代化研究，为中药研究与开发提供坚实的理论基础。

5.2 中药资源与再生的现代化

在中药现代化系统工程中，中药原料生产与质量是根本。然而，近年来由于盲目采挖和全球性生态环境的恶化，不少中药品种濒临灭绝。中药资源保护与合理开发已引起广泛关注。为了保证提供高质量、稳定可控的中药原料，应积极推进药材生产管理规范（GAP）的实施，选择优良品种，推广规范化种植，建立科学合理的采收、加工、贮藏、运输规范，为中药生产和临床用药提供优质、绿色的原料药，为中药工业化大生产提供物质保证。中药资源保护、创新及再生还应密切结合现代分子生物学等先进科技手段，诸如中药分子标识育种、利用转基因植物生产活性物质、组织细胞培养与药用植物快速繁殖、药用动植物基因和转基因工程等，实现中药资源的长期可持续发展战略。

5.3 药材、饮片的现代化

在中药现代化工程中，中药材处于一种特殊地位，因为它既是原料药，又是半成品药。所以，要实现中药现代化，中药材的现代化是关键的一环，要努力实现中药材的生产规范化和质量标准化。中药饮片是传统中药的特色。中药配方、制剂都离不开饮片，中药饮片现代化应推进饮片精加工和深加工，制定饮片标准，大力发展优质可靠的新型饮片，如颗粒型饮片就是一个很好的尝试。

5.4 制剂的现代化

5.4.1 生产技术的现代化

总体来说，我国中药制药业还处于从经验开发到工程化生产的过渡阶段，生产技术与先进国家存在着一定的差距，严重地制约着中药产业现代化进程。解决这一问题，就要应用自然科学和相关的工程学知识和技术，用多学科的高新技术使中药制药生产技术规范化、标准化、科学化、体系化。中药生产技术的现代化，要以继承和发扬中医药优势和特色为基础，充分利用现代科学技术方法和手段，借鉴国际通行的医药标准规范，实现中药生产工艺、生产装备现代化，达到GMP要求，使我国中药产品被国际医药市场所接受。

5.4.2 质量标准的现代化

质量是药品合格生产和安全使用的保证。由于中药及其复方制剂成分复杂，其质量控制较化学合成药物更为困难。很多中药质量标准还不能与国际惯例接轨，中药质量标准现代化的核心是明确中药治疗作用的物质基础，定量检测其活性成分（或功能成分），做到质量稳定、可靠。应该努力加速实现中药质量标准的现代化。

5.4.3 中药说明书的现代化

药品说明书是药品药学、药理、毒理及临床研究的概括性总结。其内容应包括该药的特性、适应范围、使用方法、不良反应、禁忌和注意事项等，而且文字叙述应尽可能简洁明确、通俗易懂，尤其是中药的说明书，因涉及众多中医术语，更应注意。中药说明书应做到不仅能为中医，也能为西医所理解，为安全、有效地使用药品提供详尽的说明，为中药推广使用，走向世界提供良好的条件。

5.5 中药药理研究的现代化

新技术、新方法不断被采用，如计算机自动控制、图像分析处理、多媒体、膜片钳，细胞内微电极以及基因探针、细胞重组技术等细胞生物学、分子生物学的方法和手段正日渐被用来开展中药药理研究；中药的药代动力学研究也已开始起步。所有这些都极大地促进了中药基础研究现代化的进程。但是，我们仍要清醒地认识到，目前的水平离实现现代化尚有相当大的距离。要解决这些问题、缩短差距，要从思想上、方法上有所转变，积极吸取现代科学技术和方法，探索适合中药的药理研究方法，规范评价标准，尽快与国际接轨。

5.6 中药毒理研究的现代化

历代文献对中药毒性都有详细记载。近50年来，中药毒理研究更受到重视，但与西药毒理学研究相比，仍然十分落后。中药毒理学尚未形成具有自己理论体系、操作规范和评价标准的学科，中药毒理学研究人才更是匮乏。近年来，有关中药的临床毒理和实验毒理研究正在逐步开展，中药临床应用的配伍禁忌、妊娠禁忌和亚急性及慢性毒性实验研究有所进展，然而毒物代谢动力学研究尚少开展。随着中药现代化的实施，中药毒理学研究亟待加强，包括中药毒理方法学的完善、开展"有毒中药"和常用中药有毒成分的基础研究、中药毒物代谢动力学的研究及建立中药临床毒理实验基地和国家中药GLP评价中心等，用可靠的科学数据和现代理论来阐述中药的安全性和有效性。

5.7 中药临床研究的现代化

中药现代化不仅要基础研究现代化，中医临床研究同样也要现代化、标准化、规范化，达到GCP要求。诸如：双盲对照、随机分组、病例选择、观察指标选择和测定、不良反应的观察记录、多中心试验的可比性控制、试验数据收集、统计学处理和评价标准等。加强中医临床试验的科学化、规范化，达到GCP要求，是十分必要的。

5.8 生产企业的现代化

我国中药生产企业数量多、规模小、技术落后、经营管理保守，亟须更新观念，实现规模化、集团化、现代化，制定药品标准、生产管理标准、生产卫生管理标准及质量管理标准，并严格执行GMP标准。促使中药行业向现代化、国际化发展。

6 中药现代化应注意的几个问题

贯彻"双百"方针，提倡多种思路、多种模式、多种途径、多种方法，提倡"条条大路通北京"，只要是有益于中药现代化，都应支持、鼓励，不搞一刀切，不要把千军万马逼到一条独木桥上来，不要肯定一种、否定一切。

提倡苦干、实干、反对空话、大话、假话，反对华而不实、哗众取宠、不务实际、反对空谈和毫无意义的争论。

科研机构与生产企业相结合。有目的、有重点地选择一些条件好、水平高、经验丰富的科研机构与生产企业予以扶持，或建成联合体，形成几个大的中药现代化基地，起到带头、示范作用。

中药走向世界，应本着先易后难、分阶段发展的原则，近期应以"保健食品"为主，大量出口，占领国际市场，在世界范围内扩大中药的影响，普及中医药知识。同时选择少数安全有效、质量优良、科研水平较高、发展前景较好的品种，以处方药或非处方药名义，重点突破，积累经验，为今后中药大规模走向世界奠定基础。

中药走向世界任重道远

中药走向世界是我国医药工作者共同的期望，经过多年努力，地奥心血康在欧盟注册成功，成为我国第一个以治疗药的合法身份进入欧盟市场的中药，成为中药国际化的先锋，值得祝贺。

药品研发具有投资大、风险大、周期长、回报大的特点，在美国研制一个新药约需十年，投入10亿美元，由化学物质筛选先导化合物的命中率约为万分之一，而由先导化合物最终成为合法药品的成功率约为7%，必须有雄厚的财力和技术实力的大企业、大财团才能冒此风险。一旦研制成功，其利润可达每年几十亿甚至一两百亿美元。

中药走向世界难度更大、问题更复杂，除上述风险及难度外，还有一些特殊难题。首先是文化背景不同，中医及西医两个学术体系在中医理论、指导思想、方法和技术评价标准等方面，均不相同。中医中药至今在世界各国未获得合法地位，未得到社会公认特别是学术界的公认。这是因为中药必须在中医理论指导下正确使用才能发挥最强疗效，而中国以外的各国医生、患者既不理解又不接受中医理论，不可能在中医理论指导下使用中药，正如用芭蕾舞的标准要求京剧，外国人很难接受、推广、普及。

目前中药进入欧盟或美国，最基本的要求有三：必须是疗效最显著、最受欢迎的最好中药，才有可能走出去；必须通过大量研究，提高中药安全性、有效性及质量，提高研发技术水平，使之达到国际水准；必须提供足够的科学依据，证实中药确有疗效，并说明什么成分有效、为什么有效、作用机制如何等问题。

近年有些药厂急于将自己的产品推向国外，投资很大、时间很久、收效甚微、损失惨重，至今没有一种中药能以处方药的合法身份进入美国，仅有一个中药（地奥心血康）最近才获准注册，第一个以治疗药身份进入欧盟。收效甚微的原因，首先是推出的中药疗效一般，不是最好的中药，不受欢迎；其次是科技含量太低，达不到欧美各国的标准。有的药厂热衷于夸大宣传、大造声势、自吹自播，在国内愚弄群众，获取暴利。但在国外，企图用吹牛方式把中药吹进欧美各国，则是不可能的。

中药走向世界，为全人类服务，必须做好以下几方面的工作。

（1）大力推进中药四化：中药现代化、标准化、科学化、国际化，以全面提高中药的安全性、有效性及质量。选择疗效显著最受欢迎的好药推向国外，这是中药走向世界的最基本要求。

（2）正确认识中药走向世界的风险与难度，不可一哄而上、内部竞争、互相拆台。应该有组织、有计划、有选择、分阶段地推进中药走向世界。目前中药发展首选国内，13亿人口是最大的市场，超过任何国家或地区。其次，目前应以保健食品为主，大量出口，其优点是门槛低、易获批准、回报快、易于普及推广，有助于扩大影响面，在外国人中起到普及中医药知识，为大规模的中药处方药进入欧美奠定基础。同时选择少数疗效显著、条件较好的中药以处方药身份进行出口的探索，积累经验，总结成功的经验与失败的教训，扎扎实实地进行研究，争取一点突破带动全局。

（3）进一步熟悉各国药政、药监、药检制度规范，特别是有关申请注册的政策、法规、技术标准及注意事项，提高申请注册的成功率，避免走弯路。

（4）中药在欧美注册成功仅是第一关，中药进入欧美市场后如何推广使用，如何进入主流社会、主流医疗机构，进入医保系统，真正为外国人所接受，则是难度更大的挑战。

中药走向世界任重而道远，目前小有成就，还不是自我陶醉的时候，更不应自吹自擂，虚张声势。地奥心血康扎扎实实地进行研究、低调朴实的作风，值得提倡。今日第一个冲进欧盟市场，明日更要努力成为进入美国的先锋，为中药现代化、标准化、科学化及国际化，做出更大的贡献。

第三节
正确认识中药不良反应

中药不良反应是指"合法"中药、"合格"产品、"合理"应用的情况下出现的非预期的、对人体有害的反应。随着中药在国内外应用的逐渐增多，越来越多的中药不良反应逐渐被报道，而一些中药不良反应事件也使中药成为人们争论的焦点。对此，李连达院士呼吁，要正确看待中药的不良反应，合理使用中药。

中药不良反应呈现上升趋势及其原因

一直以来，中药被认为是天然物质，比较安全，不良反应较少。然而，随着中药在东方和西方国家中应用日趋广泛，中药不良反应的发生率有上升趋势，受到国内外的重视和关注，中药的不良反应事件也屡见报道，如日本的小柴胡汤事件、欧洲的马兜铃酸事件等。这些事件使人们对中药的安全性产生了怀疑，中药不良反应一时间成为研究的热点。

中药不良反应出现上升趋势的原因是多方面的，如中药使用范围扩大，发生不良反应概率增加；治疗范围及适应证扩大；非治疗性用药

（保健药、保健食品、保健化妆品等）范围扩大；中药制剂增多，在提取精制后，有效成分及有毒成分均浓集，疗效提高，毒性亦增加；认识提高，诊断水平提高，检出率提高；假冒伪劣产品泛滥，不合理用药、盲目用药、长期、大量用药增多，受"安全无毒"宣传误导，忽视不良反应；中药安全性的研究、监测、管理不够；商业行为的干扰，药品说明书上回避毒副反应、禁忌证及警示性内容。这些原因均导致了中药不良反应较以前明显增多。

然而，中药不良反应与西药相比也有其特殊性。李连达院士认为，中药、西药都是治病救人的武器，在很多方面是相同的。但中药又有一些特殊性，与西药不完全相同。

（1）西药多为化学纯品，作用强，毒性亦强；中药多为复方粗制剂，作用缓和，毒性较弱。

（2）西药成分单一，中毒机制及靶器官亦专一；中药常为多味药，多成分，中毒机制复杂，靶器官不专一，常为多器官受损。

（3）中药复方。不合理药物配伍可产生增毒作用，可产生新的有害物质；甚至数种无毒药物配伍不当，也可产生有害物质，出现不良反应。

（4）中西药并用。配伍不当，也可产生有害物质及增毒作用。

（5）中药成分复杂，有些成分的潜在毒性，尚无充分了解，使用者缺乏警惕，可出现意想不到的不良反应。

（6）中药材同名异物，同物异名，不同品种产地，不同采收季节及储存条件，不同加工炮制，不同配伍，不同提取制剂工艺，不同溶媒、防腐剂、增溶剂及辅料的添加运用等均可产生不同的不良反应。

（7）中药的农药残留，重金属、霉菌毒素等含量过高，亦可造成中毒和产生不良反应。

（8）中药的应用强调应在中医理论的指导下合理选方用药。但近年来中药应用广泛，特别是一些西医以及在国外的人，很难在中医理论指导下正确使用中药，因此使用不当而产生不良反应者，亦时有耳闻。

（9）中药质量不合要求，中药材、中成药，特别是中药注射剂，由于质量不合要求而产生不良反应者，占有重要比例。由于中药（特别是复方制剂）的质量标准很难达到西药（化学纯品）的要求，因而，因质量问题而发生不良反应者，尤应重视。

（10）近年来某些商业行为，严重违反科学原则，如盲目扩大适应证，或长期大剂量不合理用药，或多种中西药不合理搭配用药，或有意夸大疗效，隐瞒毒性及不良反应，片面强调中药"安全无毒"等，也加剧了中药不良反应的发生。

对中药不良反应的两种误解

随着中药不良反应事件的逐渐增多，对于中药及其不良反应的争论也日益激烈。对于中药的不良反应目前有两种误解。

第一个误解是认为中药安全无毒、无不良反应，或者是未发现不良反应。首先我们要明确，这种看法是不科学的。有一些药厂有意隐瞒不良反应，在说明书中写"本品安全无毒，没有不良反应"，或者"未发现不良反应"，这是一种欺骗宣传，后果严重。2012年国家食品药品监督管理局通报的全国药物不良反应事件有120万件，其中中药引发的占17%，西药引发的占81%，还有一些其他生物制品的问题。从中我们可以得出两个结论：一是所有的药物（包括西药和中药），大部分有不良反应，所以我们不能讲中药安全无毒，无不良反应；二是现在认为中药的安全性问题严重，而实际上西药不良反应的病例数远远高于中药。在今年公布的国家基本药物目录中，一些中药注射剂和口服中药也都是有不良反应的，并不是入选的药都是安全无毒的。卫生计生委曾经颁布过有不良反应的中药29种，2005年版《中华人民共和国药典》（以下简称《药典》）里也收载了72种有毒的中药，分为小毒、有毒和大毒。可见无论是国家卫生管理部门还是国家《药典》，都列出了中药里面有几十种毒性比较严重的药品，是将其作为有毒药来管理的。

第二个误解是认为中药只要有毒、有不良反应，就应该禁止使用。这种现象在国外很普遍，他们就此大肆宣传、禁用中药、就地销毁，甚至不准进口。这些人中有对中药不理解的；也有一些人是不怀好意，借机打击中药在国际市场上的销售。我们认为这种理解显然是不科学的。如果有不良反应就禁止使用，那么我们今后就会面临无药可用的局面。西药有那么多毒性大家并不奇怪，因为西医、西药专家经常提醒大家西药是有毒的，要慎重使用，而中药过去在宣传上误导了群众。中药不能讲绝对无毒，特别在不合理使用的情况下，最常见的是使用对象不适当或叫非适应证，以及盲目乱用、大剂量使用、长期用药、不合理使用，致使不安全因素增加，甚至出现中毒。所以对中药要有科学的认识，既不要偏左也不要偏右，既不要盲目宣传中药绝对无毒，也不要出现毒性就大惊小怪，科普宣传要讲科学。中药在合理使用情况下是安全的，这个不应该动摇。

努力提高中药质量安全性及有效性，安全合理应用中药

为确保患者安全用药，对于中药不良反应的现状，李连达院士提出了针对这一问题的对策。

（1）正确认识中药的安全性和有效性，进行科学宣传，防止误导，禁止违反科学原则的错误宣传、夸大疗效、隐瞒毒性及不良反应。也应防止夸大中药毒性，造成谈虎色变，不敢使用中药的局面。

（2）加强研究工作。包括对中药安全性及不良反应加强深入系统的

研究，特别是中药多种成分、多种单味药配伍的相互影响（包括化学变化，药效及毒理作用的变化）以及在炮制、提取、生产加工过程中的变化。研究中药中毒的物质基础、作用机制、临床表现、解毒措施、急救方法以及防治措施等，推动中药毒理学的学科发展、建立一些中药安全性评价中心，重点进行有关工作。

（3）加强中药管理、监测，建立中药的不良反应报告、统计制度，完善行政管理体系，颁布有关政策、法规及技术要求。

（4）制定国家级有关中药材和中药制剂的安全性质量标准，如农药残留量、重金属、霉菌及其毒素、各种有害物质（化学成分）的限量标准。确保中药质量符合安全、有效的基本要求。

（5）对国内外影响较大的中药中毒事件立项进行专题研究，例如：比利时、日本、东南亚报告的一些中药中毒问题，研究清楚是中药本身的问题，还是外加污染问题；是品种产地问题，还是不合理用药产生的恶果；其中毒的药物（成分）是什么，是原药材中含有的还是外源性污染，或是在生产过程中所产生的有毒物质等。这些中药中毒事件中，中药是主要的中毒因素，还是其他因素中毒而与中药偶合等。应对此进行深入研究，得出科学结论，以提高对中药的正确认识，并采取有效措施，防止类似事件的发生。

实事求是面对中药安全性事件

《中药重金属超标要明确是在超谁的标》

中药重金属超标问题一直是国内外争论的焦点。2013年，继同仁堂健体五补丸被检测出水银含量超标后，其另外两款老药牛黄千金散和小儿至宝丸又被爆出朱砂成分超标，而朱砂的主要成分是硫化汞。除此之外，六味地黄丸、云南白药、汉森四磨汤等均被卷入重金属超标的争议风波中。引起了人们对中医药的安全问题的热议。甚至有人提出"朱砂有毒，要一并诛杀"的说法。

对于中药重金属超标和中医药的不良反应，李连达院士从专业的角度提出了自己的看法。中药中含有重金属并不罕见，许多中药材都含有重金属。而对于重金属超标的说法，需要明确到底是在超谁的标。我国目前对于中药的重金属、农药残留等有害物质，均有严格的限量标准，中药重金属超标，应该是不超我国法定的标准，而不是其他国家或地区的食用标准。因此，李连达院士指出："国内外的政策法规及标准不同，不能混为一谈。不能笼统地讲我国中药普遍存在的重金属超标，只能讲有些中药超过外国的食品标准，但符合我国的药品标准。"

而对于中药的不良反应，目前存在两种误解：一种是认为中药安全无毒，没有不良反应，是安全的药物，这是不科学的；二是认为中药只要有毒不良反应就应该禁用，这同样是不科学的。"是药三分毒"，任何药物都是有不良反应的，因此中药不能讲绝对无毒，特别是在不合理使用的情况下，会导致中药不安全因素增加，甚至出现中毒。对中药的认识既不要偏左也不要偏右，既不要盲目宣传中药绝对无毒，也不要出现毒性就大惊小怪。

【认为中药是致癌物而禁用于中药是没有道理的】

有报道称，经常咀嚼槟榔的人群发生口腔癌的概率增加，比如印度人33%的人经常咀嚼槟榔，其口腔癌发生率世界第一；巴布亚新几内亚有60%的人经常咀嚼槟榔，其口腔癌发生率世界第二。这说明长期大量咀嚼槟榔可引起口腔癌，槟榔由此被认为是一级致癌物。2013年4月25日，一则《汉森四磨汤含一级致癌物，为婴幼儿广泛用药》的报道引起了震动，使人们开始质疑中药应用槟榔的安全性，甚至一些人开始质疑中医药的安全性，从而引发了一场槟榔是否可以入药的争论。有人认为既然槟榔是致癌物质，就不能入药，应该从中药中删除；也有人认为咀嚼槟榔可以导致口腔癌，但药用槟榔并没有致癌报道，是安全的。

槟榔是我国的合法中药材，入药已有2000多年历史，至今尚未发现药用槟榔及其复方制剂诱发癌症的临床报告。李连达院士认为，咀嚼槟榔之所以致癌可能与以下7个不同有关。

一是药用的部位和原料不同。嚼槟榔是用槟榔的幼果，而且带壳；中药用的是槟榔的成熟果仁。

二是加工方式不同。嚼槟榔是用石灰水浸泡，呈强碱性，另外还加上一些香料、调料，这些东西对口腔黏膜有很强的化学损伤、物理损伤；而中药要对槟榔进行炮制、提取。

三是食用方式不同。服用中药时是吞服，而嚼槟榔是在嘴里不停咀嚼。有人观察过，长期嚼槟榔的人口腔黏膜下有纤维增生，有一系列的癌前病变。

四是疗程不同。中药用槟榔治病，一般吃三五天，或十天半个月；而嚼槟榔是从小孩一直嚼到老，这样长期对口腔黏膜刺激，癌变风险比较大。

五是用量不同。中药用槟榔，一般每天不超过10克，用于打虫子时可以高到30~60克，而四磨汤里每天的摄入量只有2.25克；长期嚼槟榔用量远远超过中医的治疗用药。

六是目的不同。中医用槟榔有适应证、禁忌证等很多限制；而嚼槟榔没有任何限制，只要喜欢，不论男女老少，都可长期、大量、无限制地嚼食。

七是嚼槟榔导致口腔癌，没有直接的实验证据和临床证据。至今还不清楚嚼槟榔引起的口腔癌是槟榔本身的原因，还是石灰水等其他辅料因素，也就是说真正的罪魁祸首是谁还不清楚。在这种情况下，槟榔被作为一级致癌物质，要求全世界禁用，这是没有道理的

按照中医理论，在中药方里每一味中药都是相生相克的。现在很多人都把药方中的单味中药拿出来研究，罗列了单味中药对健康的影响，

这种单纯拿一味中药对健康的影响来涵盖整个成品药是片面的。

根据我国有关规定及实际情况，"药用槟榔"在合理使用情况下，仍是临床常用的有效中药。至今尚未见到口服"药用槟榔"致癌的临床报告。有关部门也未规定禁用槟榔及其制剂。因此，槟榔及其制剂在我国是合法药物，允许合理使用，并无禁用、限制使用的规定。当然应该合理用药，严禁盲目、长期、大量的不合理用药。并应在药品说明书上注明处方、用量、功能、不良反应及注意事项等，不允许虚假宣传、夸大疗效、隐瞒不良反应、欺骗群众。

对于"咀嚼槟榔"的不良习惯，应该通过科普宣传，逐渐改变这种不利于健康的嗜好，防止口腔癌的发生。

〖含马兜铃酸中药被替换后应验证其有效性〗

马兜铃酸，也被称为马兜铃总酸、增噬力酸或木通甲素，是来源于马兜铃科植物的一种化学成分，广防己、关木通、青木香、马兜铃、寻骨风、天仙藤和朱砂莲等中药中，都含有一定量的马兜铃酸。吴松寒于1964年首先报道了服用大剂量木通煎剂可引起急性衰竭，此后，含马兜铃酸中药引起肾衰竭的文献报道陆续增多，含马兜铃酸的中草药由于肾毒性问题已引起国内外学者的广泛关注。近几年来，国家食品药品监督管理局下文取消了关木通、广防己、青木香3味含马兜铃酸的中药药用标准之后，含马兜铃酸类中药成了众矢之的，医院药房早已取消其名目，医师在处方时也尽量回避使用，药厂科研单位在中药品种研制申报及医院中药制剂报批时也及时将其换下。

马兜铃酸事件的发生主要是由于中药中所含有的马兜铃酸造成的。含马兜铃酸中药的肾毒性与其马兜铃酸含量和用药时间长短有一定关系，临床应用过程中，大剂量或长期用药时发生中毒的概率增加，通过严格控制使用时间和剂量可以减少发生率，但由于其本身含有的毒性物质，在小剂量及短期使用时，还是有发生中毒的可能性，最好的处理办法还是禁止使用。因此，国家药典委员会出于多方面的考虑，建议把含有马兜铃酸的中成药处方改变，把有毒中药减掉或换成代用品，如用土木香替代青木香。而对于改变药物后的中成药，有人建议这些品种改方后免做药理、毒理及临床试验，直接生产进入市场。李连达院士则认为这种做法不妥，新方在上市应用前必须与老方做比较研究，提供足够的科学依据，证明改变处方后的新处方在安全性和有效性方面都必须优于原处方，这样才能使我们的一些政策决定有科学根据，以确保广大人民群众安全用药。同时，李连达院士针对冠心苏合香丸用土木香替代青木香进行了一系列研究，他首先从化学角度来比较，对新处方和老处方、单味药和复方进行比较，看看化学成分有什么变化；第二进行药效学的比较，要证实新处方的疗效不能低于老处方；第三进行毒理学的比较研究，看看新的处方是不是真的安全无毒，老的处方是不是真的毒性很强。通过研究，一方面证实了青木香的毒性确实很强，不仅仅对肾脏有毒，对心脏、肝脏也有毒，特别是致癌性比较强，动物实验发现其易诱发多发性肿瘤，不光在肾脏，五脏六腑和体表都可产生肿瘤，因此青木香应该被停用，这是有科学根据的；另一方面也证实改变冠心苏合香丸处方，拿掉青木香，或者把青木香换成土木香，和原方进行比较，疗效相同，没有减低也没有提高，说明用新处方代替老处方不会降低疗效，是可行的。

结语

俗话说"是药三分毒"，药物和毒物之间本身就没有绝对的区别。因此，中药发生不良反应的情况也是不可避免的。但是，我们不能因噎废食，因为中药的不良反应就否定中药，这种做法是不正确的。总的来说，中药是相对安全的。事实上，现在中药的质量越来越好，不良反应的发生率越来越低。我们希望全社会加大对中药的科学性宣传，让老百姓更好地认识中药，更安全地使用中药。

附：代表性文章

正确认识中药不良反应，努力提高中药质量安全性及有效性

中药不良反应是指"合法"中药、"合格"产品、"合理"应用的情况下出现的非预期症状，对人体有害的反应，而更常见的情况是"不合法"中药（假、冒、伪药）、"不合法"产品（劣药），或在"不合理"用药的情况下出现的不良反应。

对中药不良反应有两种认识，有人认为中药"安全无毒""无不良反应"；另一种看法认为"中药只要有不良反应就应禁用"。两种看法都不科学，没有绝对安全无毒的中药（或西药），绝大部分中药（或西药）都有不同程度的不良反应，不可能全部禁用。对于不良反应较为严重的中药是否禁用，决定于两方面。①权衡利弊，对患者利大于弊者，允许使用，例如抗癌药毒性很强，但对患者有一定帮助，仍需使用；而弊大于利者，应予禁用。②如有更安全有效的疗法或药物，应该取而代之；但若至今尚无更安全有效、更好的药物可以替代，则该药仍需使用，并非有不良反应的中药一律禁用。

为了确保患者安全用药，应从两方面着手：既要强调临床合理用药，又要提高中药质量、安全性与有效性。对原料药（药材、饮片、提取物等）应严格控制品种、产地、质量，制定合理可行的标准。

对于处方方剂组成的合理性及应用前景，应严格优选中药，对生产工艺的工艺路线、步骤及条件应进行深入研究，取其精华，弃其糟粕，最大限度地保留有效物质、消除有害物质，为药品的安全有效奠定物质基础。而质量标准既要针对有效性，又要针对安全性，制定严格的含量及限量标准，建立生产过程的全程质控，加强出厂前质量把

关。中药制剂的稳定性也是必须重视的问题，同一产品不同批次的均一性及同批产品不同保存期的稳定性，也是保证中药安全有效的重要因素。

中药毒理学研究必须严格遵照国家有关规定，在GLP实验室对实验动物、实验方法、观测指标、结果分析等各个环节严加控制，注意排除各种干扰因素，确保实验结果的准确性与科学性，同时应注意动物种属差异、动物与人体的差异（有些人体的不良反应，在动物身上并不表现或不典型）等，为人体应用提供可靠的实验依据。中药的安全性的最后判定是临床Ⅰ、Ⅱ、Ⅲ、Ⅳ期试验，不可用动物试验结果取代人体试验。

近年中药注射剂的安全问题引起广泛重视，由于注射剂具有起效快、作用强等优点，适用于危急重症的急救治疗，以及某些特殊疾病、特殊情况。其具有重要使用价值及不可替代性。注射剂较口服药等其他给药途径有更大的风险，因此，中药注射剂的使用应遵循三原则：①只适用于危急重症及特殊疾病、特殊情况，不应作为一般疾病的常规用药，不可长期超剂量使用；②有些中药在消化道易遭破坏，口服等给药途径不能起到治疗作用者，可用注射剂；③凡是能用口服药等其他给药途径解决问题者，不宜使用注射剂。

为了提高中药注射剂的质量、安全性及有效性，在国家重视及各界的支持下，中国中医科学院西苑医院、中药研究所等单位开展了安全性再评价研究，重点解决安全性问题，特别是急性致死性反应及过敏性（或类过敏性）休克。对中药注射剂中有毒、有害，特别是致敏物质的发现、监测、消除等方面的研究已经取得重大进展；对中药注射剂的质量及临床合理用药等多方面影响因素的控制，也取得了重要进展，为保证临床安全用药奠定了良好基础。由于中药（特别是注射剂）的安全性研究问题复杂、难度大、过去欠账太多，必须继续努力、攻克难关，最大限度地降低不良反应，确保临床用药安全。

实事求是面对中药安全性事件

最近，中药陷入了"多事之秋"。先是中药注射剂出了问题，之后是关木通、槟榔、朱砂、"人肉胶囊"……我们分析了一下，大致有两种情况：一是中药确实有缺陷，二是临床用药不合理出现的问题。除了这两种原因之外，还有一些其他很复杂的原因，有政治因素、经济因素、商业因素，有竞争上的问题，还有文化传统、学术观点等各种各样的原因。有的人是由于对中医中药不了解而产生各种各样不正确的看法，也有个别人心怀叵测，恶意攻击中医中药。对于这些所谓的中药安全性事件，我们要有一个实事求是的科学态度：是我们的问题，我们要认真研究改进；对于不怀好意的攻击，我们要澄清事实，进行驳斥。

一、对中药安全性有两大误解

第一个误解是中药安全无毒、无不良反应，或者是未发现不良反应。首先我们要明确，这种看法是不科学的。有一些药厂有意隐瞒不良反应，在说明书中写"本品安全无毒，没有不良反应"，或者"未发现不良反应"，这是一种欺骗宣传，后果严重。

2012年国家食品药品监督管理局通报的全国药物不良反应事件有120万件，其中中药占17%，西药占81%，还有一些其他生物制品的问题。从中我们可以得出两个结论：一是所有的药物，包括西药也包括中药，大部分有不良反应，所以我们不能讲中药安全无毒、无不良反应；二是现在认为中药的安全性问题严重，而实际上西药不良反应的病例数远远高于中药。

在今年公布的国家基本药物目录中，一些中药注射剂和口服中药也都是有不良反应的，并不是入选的药都是安全无毒的。卫生部曾经颁布过有不良反应的中药29种，药典里也收载了72种有毒的中药，分为小毒、有毒和大毒，在有毒药里边就收载了朱砂。无论是国家卫生管理部门还是国家药典，都列出了中药里面有几十种毒性比较严重的药品，是将其作为有毒药来管理的。

第二个误解就是认为中药只要有毒、有不良反应，就应该被禁止使用。一些国外学者更是坚持这一点，随便抓一个中药，只要有一点毒性和不良反应，立刻就大造舆论，说这个中药应该禁止使用。这个提法显然是不科学的。如果有不良反应就禁止使用，那么我们今后就会面临无药可用的局面。

二、朱砂是否超标，中外标准不同

最近提出朱砂的问题，还有中药的重金属、农药残留超标问题。我国有严格的标准，一是临床用药的标准，无论是朱砂还是其他药物，都有限量标准。另外，对有毒有害物质我们也有限量标准。如果符合我国标准，合理用药，就应该是安全的。

但是现在为什么好多国家提出来我们这个超标、那个超标呢？我们要看一下采用的是什么标准。现在很多国家不承认中药是药，所以也没有针对中药的标准，于是就用外国对食品的标准来衡量中药。

我们在听到外国人讲我们中药有害物质超标时，一定要问一下，你用的是中国的中药标准还是外国的食品标准？如果拿芭蕾舞的标准来要求京剧，那所有的京剧都不合格，都应该被取缔。所以朱砂也好，其他药物也好，是否超标，我们要看这个标准是不是中国的中药标准。

三、人胎盘制药各国都在用

最近提出的"人肉胶囊"问题，我们认为是危言耸听。几个月以前，韩国就有新闻报道说中国生产"人肉胶囊"。最近几天，又有新闻报道说有中国的游客进入韩国的时候，带了几十粒胶囊是"人肉胶囊"，而且还经过韩国某单位检测DNA，证实确实是"人肉胶囊"。

真实情况是此"人肉胶囊"是我们用人胎盘做的紫河车胶囊。其实，用人胎盘制药世界各国都在用，西药用胎盘是合法的，我们中药做紫河车就是非法的，就成了卖人肉了？这个说法没有道理，这显然是不怀好意的诬蔑。

四、嚼槟榔与药用七个不相同

前不久，美国一个权威学会发布通告，认为槟榔是一级致癌物质，应该禁止使用。槟榔在我们国家是应用了上千年的中药，是合法药材，是在《中华人民共和国药典》2010年版中收载的，而且在药典中列出的几十种有毒药材中不包括槟榔，也就是说槟榔没有作为有毒药列入药典，所以它在我们国家是一个合法的中药材，是可以合理使用的。

为什么国外嚼槟榔大量出现口腔癌，而我们国家作为中药使用，到今天为止没有因此而发生癌症？我们分析了一下，二者有七个方面不相同。

一是药用的部位和原料不同。嚼槟榔是用槟榔的幼果，而且带壳；中药用的是槟榔的成熟果仁。

二是加工方式不同。嚼槟榔是用石灰水浸泡，呈强碱性，另外还加上一些香料、调料，这些东西对口腔黏膜有很强的化学损伤、物理损伤；而中药要对槟榔进行炮制、提取。

三是食用方式不同。服用中药时是吞服，而嚼槟榔是在嘴里不停咀嚼。有人观察过，长期嚼槟榔的人口腔黏膜下有纤维增生，有一系列的癌前病变。

四是疗程不同。中药用槟榔治病，一般吃三五天，或十天半个月；而嚼槟榔是从小孩一直嚼到老，这样长期咀嚼对口腔黏膜造成刺激，癌变风险比较大。

五是用量不同。中药用槟榔，一般每天不超过10克，用于打虫子时可以高到30~60克，而四磨汤里每天的摄入量只有2.25克；长期嚼槟榔用量远远超过中医的治疗用药。

六是目的不同。中医用槟榔有适应证、禁忌证等很多限制；而嚼槟榔没有任何限制，只要喜欢，不论男女老少，都可长期、大量、无限制地嚼食。

七是嚼槟榔导致口腔癌，没有直接的实验证据和临床证据。至今还不清楚嚼槟榔引起的口腔癌是槟榔本身的原因，还是那些石灰水等其他辅料因素引起的，也就是说真正的罪魁祸首是谁还不清楚。在这种情况下，槟榔被作为一级致癌物质，要求全世界禁用，这是没有道理的。

五、中药注射剂应用问题更严重

中药注射剂的特点是起效快、作用强，是急救危重患者不可缺少的药物，是不能替代的药物。另外，对于一些疑难重症、口服难以收效的患者，也需要中药注射剂。所以中药注射剂有它独特的优势。当然，我们也不赞成盲目乱用中药注射剂，什么中药都搞成注射剂。我们主张是能不用注射剂的尽量不用，能用口服药解决问题的，尽量用口服药。

中药注射剂确实有缺点，不良反应发生率高，性质严重，特别是过敏性休克和类过敏反应，有的可能造成死亡。因此，对中药注射剂应该控制使用、谨慎使用，不可以盲目使用。

从总体来看，中药注射剂的主要问题有两方面：一方面是药物本身确实有问题，有缺欠；另一方面是临床用药不合理，由于不合理用药造成严重不良反应的问题更严重、更普遍。特别是在一些基层单位，来了患者不管什么病，先挂个瓶子打点滴，然后再往里面加中药注射剂。这种不合理用药是造成严重不良反应的一个重要原因。

中药注射剂确实有缺陷，因此要通过研究、改进、提高来弥补这些缺陷，包括改进处方、生产工艺、辅料、质量标准等。

不管我们做多大努力，要想保证中药注射剂绝对安全无毒、绝对没有不良反应、绝对不死人，这是做不到的，西药也做不到。在这个问题上，我的建议是，中药注射剂应该和西药注射剂同等待遇，西药注射剂的安全性能达到什么水平，中药注射剂的安全性也要达到什么水平，至少不低于西药注射剂的水平。

谈槟榔与四磨汤

近有报道槟榔是一级致癌物。四磨汤含有槟榔，是否应该一律禁用？

一、槟榔是合法中药材

槟榔入药有2000多年，收载于我国《中华人民共和国药典》2010年版（以下简称《药典》），有200多个复方制剂含有槟榔。《药典》收载有毒中药材83种，其中大毒10种，有毒42种，小毒21种，均无槟榔。至今尚未发现药用槟榔及其复方制剂诱发癌症的临床报告。

二、咀嚼槟榔确可引起口腔癌

印度有33%的人经常咀嚼槟榔，其口腔癌发生率为世界第一；巴布亚新几内亚有60%的人经常咀嚼槟榔，其口腔癌发生率世界第二。说明长期、大量咀嚼槟榔确可引起口腔癌。为什么"咀嚼槟榔"可引起口腔癌，而"药用槟榔"至今未见致癌的临床报告，不能确定其致癌作用，可能有以下原因。

（1）原料及药用部位不同。"咀嚼槟榔"用槟榔幼果、果壳；"药用槟榔"则用成熟果仁。

（2）加工不同。"咀嚼槟榔"用石灰水浸制，加用香精、香料等辅料，有强碱性、刺激性，增加其毒性及致癌性，对口腔黏膜有严重的化学性损伤。而"药用槟榔"经过炮制、提取、除杂等处理以减毒，对口腔黏膜无化学性损伤。

（3）食用方式不同。"咀嚼槟榔"是在口中长时间咀嚼，对口腔黏膜有强而持久的机械性损伤及化学性损伤，如此双重的严重损伤，常可引起黏膜下纤维化、白斑、扁平苔藓等癌前病变，进而恶变为口腔癌。"药用槟榔"是吞服，一饮而尽，不会对口腔局部造成机械性及化学性损伤，不会引起口腔黏膜的癌前病变及口腔癌。

（4）疗程不同。"咀嚼槟榔"是长期食用，甚至终生食用。"药用槟榔"四磨汤疗程为2~5日，不会引起蓄积中毒、慢性损害及癌前病变。

（5）用量不同。"咀嚼槟榔"用量很大，无剂量限制。"药用槟榔"有剂量限制，用量较小。《药典》规定槟榔每日限量为3~10g；驱绦虫、姜片虫时，剂量为30~60g。中药四磨汤每日食入的槟榔为2.25g，远低于安全限量。

（6）"咀嚼槟榔"无适应证、禁忌证等限制，男女老少、健康人与患者皆可食用。而"药用槟榔"有适应证、禁忌证等限制，并非男女老少皆宜。合理用药可以趋利避害，发挥其治疗作用，避免其有害作用。

（7）"咀嚼槟榔"致口腔癌。是槟榔内在成分的作用，还是外加的辅料（石灰水、香精、香料等）起作用，还是两者相加的作用，尚不清楚。谁是"罪魁祸首"尚待进一步研究、证实。

三、奇怪的现象

一般规律是对食品安全的要求比对药品安全的要求更严格。"咀嚼槟榔"是食品，已证实可以引起口腔癌，未遭禁用，在很多国家地区可以合法生产、销售、食用。我国宝岛台湾有"槟榔妹"专卖"咀嚼槟榔"，成为推荐旅游景点之一。

有致癌作用的食用"咀嚼槟榔"可以合法食用，尚未证实致癌作用的"药用槟榔"却遭质疑，这是一个很奇怪的现象。

四、有些西药、中药可以致癌，并非一律禁用

西药氯霉素、土霉素、氯仿、非那西丁、APC、索米痛片、环磷酰胺、氮芥、硫唑嘌呤、氨甲蝶呤、砷化物、己烯雌酚、黄体酮、利舍平、保泰松、苯妥英、苯丙胺、苯巴比妥、焦油软膏、右旋糖酐铁等，均可致癌。大部分仍在临床广泛使用，并非一律禁用。

中药千里光、滑石、五倍子、八角茴香、桂皮等，有致癌成分。甘遂、三棱、巴豆、苏木等，可能有辅助致癌作用。这些中药（或食用调料）仍在使用，并非一律禁用。

有致癌作用的中药或西药，是否一律禁用，应具体情况具体分析。总的原则是权衡利弊。利大于弊者仍应使用，如抗癌药、急救药、疑难重症的特殊用药等，仍需使用。但应严格控制使用，控制适应证、不适应证、禁忌证、用法、用量、疗程及给药方式、注意事项。力求充分发挥治疗作用，防止不良反应，特别是致癌作用。切忌盲目、大量、长

期、过度用药。而弊大于利者，应坚决禁用。

根据我国有关规定及实际情况，"药用槟榔"在合理使用情况下，仍是临床常用的有效中药。至今尚未见到口服"药用槟榔"致癌的临床报告。有关部门也未规定禁用槟榔及其制剂。因此，槟榔及其制剂在我国是合法药物，允许合理使用，并无禁用、限制使用的规定。当然应该合理用药。严禁盲目、长期、大量的不合理用药。并应在药品说明书上注明处方、用量、功能、不良反应及注意事项等。不允许虚假宣传、夸大疗效、隐瞒不良反应、欺骗群众。

对于"咀嚼槟榔"的不良习惯，应该通过科普宣传，逐渐改变这种不利于健康的嗜好，防止口腔癌的发生。

五、应该进一步研究确保广大患者的安全用药

应该进一步研究槟榔的化学成分、药用价值、合理加工、质量控制、临床试验、合理用药、趋利避害等措施，确保广大患者的安全用药，这一点十分重要。

此外，吸烟的致癌作用超过某些西药和绝大部分中药，目前只能"控烟"，不能"禁烟"。酒精饮料、发霉食物的黄曲霉毒素、大气污染、水源污染、有害工作环境（如矿井、化工厂、医院、核电站、炼焦厂等）都含有大量致癌物及致癌因素。应加强防护措施，避免或减少接触，防止受害致癌。

第四节
关于中药熊胆之争

2012年初，一个境外注册的某民间组织，出于其政治、经济目的，打着"动物保护"的旗号，借归真堂上市事件，利用中国民众对动物的关爱之心，在我国掀起了反对中药熊胆入药的轩然大波。该组

织是国外的非政府组织（Non-Governmental Organizations, NGO），没有在我国民政部门注册，根据我国法律，它是非法组织，可是却公然在我国领土上煽动群众游行示威，在闹市区焚毁我国商品，并打出"国家支持活熊取胆，我就反对国家"的标语。一时间在社会上对活熊该不该取胆汁、熊胆粉该不该入药的问题争执剧烈，很多人不明真相，受其蛊惑。

李连达院士作为公共知识分子，以拳拳爱国之心和强烈的社会责任感，面对社会存在的热点和敏感问题，接受新闻媒体采访，直言不讳；并在博客上连续发表文章，笔走龙蛇。他客观分析熊胆入药之争的政治、经济背景，一针见血地指出该组织掀起这场风波的政治目的在于扰乱中国社会，打击我国传统中医药；其经济目的是使外国药企占领中国市场。李连达院士一方面无所畏惧地揭露国外非政府组织的别有用心，引导广大民众明辨真相是非，维护国家利益，不使国人之善良被利用；另一方面从中医药专业角度，客观分析熊胆粉入药主要是因其所具有的治病救人的药用价值及在救治重大疾病中不可替代的药理作用。

此外，李连达院士明确阐述"反对虐待动物，特别是伤害野生珍稀濒危动物"的观点，但就人工养殖活熊无管引流胆汁的问题，应利弊权衡、全面考虑，在"人道"和"熊道"、"挽救患者生命"和"活熊引流胆汁"的选择上，应从利益出发，"人道"大于"熊道"、生命重于泰山。他呼吁民众理性对待动物保护与治病救人的问题，捍卫民族文化，保护国家利益、人民利益。

熊胆粉具有治病救人的药用价值，在救治重大疾病中的药理作用不可替代

熊胆（熊科动物黑熊或棕熊的干燥胆）作为动物药的一种，"以

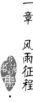

脏入脏"，归肝、胆及心经。熊胆入药最早见于汉末成书的《名医别录》，该书记录其药性属寒。唐代《药性论》最先指出熊胆配伍禁忌："恶防己、地黄"。熊胆临床应用首见于孙思邈的《备急千金要方》，用于治疗"痔疮""痔漏"，其曰"涂熊胆，取瘥止，神良"。因限于熊胆的来源，历代均将其作为珍稀药材未能广泛应用。时至今日，由于取胆技术的进步，原来的杀野生熊取胆，已转变为人工养殖活熊的胆汁引流。胆汁冷冻干燥后，作为天然熊胆的替代品入药，已由国家卫生部批准上市，命名为熊胆粉。熊胆、熊胆粉现已分别收录至中医药类专业用普通高等教材、中药图典。书中记载其性寒味苦，归肝、胆、心经；具有清热解毒、息风止痉、清肝明目之功效；用于肝经热盛、热极生风所致的高热昏厥、惊风癫痫、手足抽搐等。其成方制剂也收录至2010年版《中华人民共和国药典》中。

随着药物来源增加，临床应用及基础研究也随之广泛和深入。大量现代科学研究显示熊胆粉及其制剂具有抑菌，抗病毒，抗炎，解热镇痛，祛痰止咳，利胆溶石，抗癌，保护心、脑、肝等多方面药理作用，目前临床上主要应用于胆结石、脂肪肝、胆囊炎、病毒性肝炎、慢性乙型肝炎、胆囊疾病及重大传染病等，取得了切实的临床疗效。李连达院士及其研究团队收集调查将近900篇现代科学研究报告及学术论文，其中有100多篇试验研究报告，证实它具有上述多方面的药理作用；其中有780多篇符合临床研究基本要求的临床研究报告，证实它对心、脑、肝胆疾病（乙肝、丙肝、肝纤维化）、传染病（病毒性传染病）等有确切疗效。特别是在"非典"流行的时候，初期由于没有特效药，死了不少人，后来用了中药，其中包括熊胆汁的制剂，很快取得了疗效，救了不少人。再后来在流感流行的时候，大家知道国际公认最有效的治疗流感的药是达菲，但是达菲有两个问题：一个是早期用药有效，中期用药效果不好，后期用药基本无效，所以它在临床使用上有一定的局限性；另外它有不良反应，已经有死亡报告。而熊胆汁制剂疗效比它菲好，安全性比它高，药价比它低。这些例子说明熊胆汁在临床是有效的，特别是治疗疑难重症。根据熊胆入药几千年临床用药的经验积累及现代大量从基础到临床的科学研究报告，李连达院士在首届中医药发展热点问题高峰论坛上的讲话、科学网及《中国科学报》等刊物发表的文章中，关于"熊胆粉有无药用价值，能否治病救人"这一问题明确指出，"我们的看法是肯定的，熊胆粉有重要的药用价值，是临床上很重要的一个药物，它的药理作用，是不能否定的"。

随着现代分离检测技术的进步，人们对熊胆粉的化学成分进行了分析，发现熊胆粉的有效成分有几十种，包括结合型熊去氧胆酸、鹅去氧胆酸、胆酸、去氧胆酸、牛磺熊去氧胆酸、牛磺鹅去氧胆酸及胆固醇类、胆色素类、氨基酸类、蛋白质、肽、脂肪酸、微量元素等，化学成分比较复杂。而熊胆粉利胆、溶胆石、降压、降脂、降糖、解毒、抗惊厥、抑菌等药理作用应该说是熊胆中多种化学成分综合作用的结果。

关于熊胆的药理作用能否被替代的问题，李连达院士做了客观的分析。①可否用植物药替代？当时有人说菊花、熊胆草可以替代，这些植物药确有一定的清肝明目作用，但跟熊胆粉相比药理作用的强度不够、临床适应证的广度不够，达不到熊胆粉的临床治疗作用。古医先贤也认为"草木药饵，总属无情"，而动物入药为"血肉有情之品"，走气走血、为升为降，"动物之功利，尤甚于植物"。因此，不论是古人的经验还是现代的观察，植物药菊花、熊胆草均尚不能替代熊胆的药理作用。②单一的熊去氧胆酸能否替代熊胆？熊胆粉有几十种有效成分，熊去氧胆酸确是其中的主要成分，但不是唯一成分；熊去氧胆酸也确有一些与熊胆相似的药理作用，但在临床应用上，熊去氧胆酸适应证的范围比较窄，作用的强度不如熊胆粉；从安全性角度来看，服用熊去氧胆酸后有些患者恶心、呕吐、腹泻、心律失常。所以熊去氧胆酸仅仅是熊胆的一种成分，不可能代替几十种有效成分的作用，其药用价值与熊胆有很大区别。中药有很多来自天然植物、动物，都含有多种有效物质，不是其中一两种化学成分所能替代的。正如人参皂苷不能完全替代人参、丹参素不能完全替代丹参、川芎嗪不能替代川芎一样。熊去氧胆酸只能部分替代但不能完全替代熊胆粉的药理作用。③人工熊胆能否替代天然熊胆？李连达院士列举了沈阳药科大学老校长姜教授的研究工作，认为"这位老专家我们是很尊重的，这是一项用了几十年的时间研究的、应该说是高水平的研究工作"。临床前基础研究，在药监局顺利过关，而且进行了Ⅱ期临床试验，观察了500多例，疗效不错，但是这个药至今没有批准生产。为什么？李连达院士分析说，"从学术角度提一点不成熟的看法：我们国家批准新药的一个主要要求，就是必须拿出来足够的科学根据，证明研究的药安全有效、质量可控、有实用价值。人工熊胆要想获得批准，也要拿出足够的科学证据，证明人工熊胆和天然熊胆相比，疗效相当或者是优于天然熊胆，才能获得批准。人工熊胆的Ⅱ期临床试验有点问题，临床观察的疾病包括眼结膜炎、扁桃体炎、痔疮和高血压。而熊胆粉的主要优点是治疗疑难重症、大病要病，Ⅱ期临床试验对这些大病要病没有观察，观察的只是一些小病，人工熊胆替代天然熊胆的证据不足"；"熊胆的优点在于治疗疑难重症、危重患者，在临床上必须在这方面取得比较好的疗效，哪怕观察一两个重大疾病也可以。我们不能要求所有的重大疾病都观察，工作量太大，但是像心脏病、肝胆病的治疗，若是证明人工熊胆在重大疾病的治疗上可以替代天然熊胆，药监局大概就会批准生产"。

另外，针对有人说熊胆粉只能做保健品、茶饮料，不能做处方药的问题，李连达院士指出：我国正式批准含有熊胆粉的中药制剂，约有243个，包括熊胆救心丸、熊胆排石片、痰热清注射液等，这些都是由国家食品药品监督管理总局正式批准的有生产证书的合法药品，均为治疗药物，有些是治疗疑难重症的重要药物，是不可替代的药物。例如痰热清注射剂（熊胆制剂）在"非典"及流感大流行时期，不论在疗效还是在安全性方面都明显优于西药，显示出熊胆粉制剂的"威力"及其在上述重大疾病治疗方面不可替代的重要作用。

因此，熊胆粉具有治病救人的药用价值，迄今为止还没有找到任何一种药可以全面取代熊胆粉。

人道主义与熊道主义之争

在自然界，动物与人类一样，都是大自然造就的生命，同受苍天大地的恩泽。动物与人类具有许多相似的特性，如：具有一定感受和认知能力、对于生命种系有本能反应，但动物不具有与人类沟通的语言。中国古代就有以仁、恻隐之心、四善端为核心概念的儒家文化，孟子也说："君子之于禽兽也，见其生，不忍见其死；闻其声，不忍食其肉。"人类关爱、善待、保护动物，这是中华传统文明、人性道德和社会文明进步的一种体现。现代对于珍贵、濒危野生动物，国家更是立法保护，以拯救这些物种，维护生态平衡，以利于保护、发展和合理利用野生动物资源。

近年来，各动物保护组织纷纷呼吁对珍稀濒危动物加强保护、严禁捕杀，这是十分必要的。在这个问题上，李连达院士明确阐述了"反对虐待动物，特别是伤害野生珍稀濒危动物"的观点，"我们反对为了商业目的，杀象取象牙，杀犀牛取犀角，以制造工艺品，谋取暴利；我们反对为了娱乐，猎杀珍稀动物；我们也反对为了食用熊掌、猴脑、鱼翅而捕杀熊、猴及鲨鱼等，甚至造成物种灭绝"。但是，当人类与动物的利益相互冲突时，比如集约化畜牧业、动物实验、基因工程等问题，就需要根据伦理学和合理的现实需要，权衡利弊，综合加以考虑。具体到熊胆入药之争也应客观看待。

　　黑熊、棕熊是国家二级保护动物，过去杀熊取胆汁，以供药用，有消灭种群之虑。但是近代以来，随着科学技术的进步，人类已经放弃对动物的杀戮，并且通过人工繁育养殖以增加其数量。对熊胆的利用现在也采用更文明、更进步的处理方式。目前，已经发展到第三代的引流取胆汁方法：利用胆囊壁，切取一条胆囊壁的肌肉卷成引流导管，引流熊胆汁。在取胆汁的时候，用引流针（相当于一号针头）插进去，胆汁就被引流出来。一头熊一天大概产生1500~1600毫升的胆汁，但一天只引流150~160毫升，引流完毕，熊的爬行、走动、跳动，都没有明显异常。在第三代胆汁引流技术引流的过程中，动物没有挣扎、没有嚎叫，没有不正常的活动。做这个引流管手术的时候，也要在麻醉状态下做。因此，客观地说，人工养殖活熊引流胆汁，也许动物并不舒适，但是较之杀熊取胆和残忍方法取胆汁，已近"熊道"甚多。

　　从另外一个角度看，治病救人，是一种"人道"，人类可以取用人血（成千上万的献血者多次取血），通过输血以救治危重患者，还可以取人的骨髓、肝、肾等重要器官进行移植以救治危重患者。我国肾移植有1万多例，肝移植有5000多例，挽救了大量肾衰竭、肝衰竭的患者，这1万多个肾、5000多个肝从哪儿来的？是我们健康人把自己的肾、肝取给患者。对于献肝、献肾的人来说，痛苦不痛苦？我们人类为了救助同胞可以忍受这么大的痛苦、这么大的牺牲，我们为了治病救人，为什么不可以取一点人工养殖熊的胆汁？熊是保护动物，人不是保护动物？

　　我们保护动物有两个条件，第一是野生动物，第二是濒危动物，不符合这两个条件的，不在保护动物名单。例如野生的老鼠，我们保护吗？而人工养熊三代以上，已是人工养殖动物，严格讲不是野生动物，而且数量已繁殖到了几万头。人工养熊是国家批准的、合法的，取胆汁也是国家批准的、合法的，第三代引流技术是国家批准的，而把熊胆汁作为药品来使用，也是国家批准的。所以各个环节都是国家批准的，是合法的；我国把熊定为二级保护动物，不是一级；二级保护动物允许在合理利用的情况下来保护，而不是像一级动物那样完全不准伤害利用。

显而易见，在"人道"和"熊道"、"挽救患者生命"和"活熊引流胆汁"的选择上，患者生命重于泰山，患者利益至高无上。舍熊胆汁而救人，合乎"人道"，近乎"熊道"，合情、合理、合法。

积极保护与消极保护

保护动物早已成为许多国家、许多民族和许多人的共识。我国早在1988年就颁布了野生动物保护法，2004年8月重新修订，立法对野生动物进行保护。在保护濒危动物方面，已有完善的政策、法规和技术标准。李连达院士认为，对于保护动物，有两种对策：严禁捕杀野生动物，防止濒危动物灭绝只是消极的对策；而大规模人工养殖，扩大种群，增加数量，从根本上解决濒危动物的灭绝危机则是积极的对策。只有将消极保护与积极发展相结合，才是真正有效的保护政策，才能确保野生濒危动物不会灭绝。

李连达院士说："对此问题，我国有足够的经验教训。例如人工养殖孔雀，过去有诸多限制，孔雀园不能自力更生，结果使孔雀园纷纷倒闭，孔雀数量迅速减少。其后改变对策，变消极保护为积极发展，允许合理利用孔雀，使孔雀园重现生机，孔雀种群迅速扩大，数量急剧增加，现在国内已要多少有多少，真正达到了保护珍稀动物的根本目的。"

"但是人工养殖老虎却是另一种情况，最初养殖几十只虎时，国家拨款、社会捐助，虎园迅速发展。但是老虎繁殖到几百只时，巨额资金消耗难以为继，想要扩大种群、增殖数量，困难重重，甚至养活现有老虎也成了问题。有些老虎严重营养不良，骨瘦如柴，昔日的雄威不再，成为病猫；虎园长期陷于经济危机，维持现状已经很难，更谈不上发展扩大。有些年老自然死亡的虎，如能在严格控制下合理利用，那么每只死虎的合理利用，可以多繁殖养育20~30只幼虎，数年之后人工养殖的虎将成倍增加达到千只以上，将不再是濒危动物，真正达到保护珍稀濒危动物的根本目的。"

因此，李连达院士呼吁应将保护动物的消极对策与积极对策相结合，由消极保护野生动物上升为积极发展人工养殖动物。合理调整保护政策应该提到议事日程，认真讨论，加以解决，并提出如下具体建议。

一是野生珍稀濒危动物严禁捕杀。

二是人工养殖珍稀濒危动物，传代繁殖达到千只以上，并由多个养殖场繁殖成功，大规模扩大种群及数量后，才可合理利用。

三是使用目的仅限于治病救人，严格控制、监管，做到特需、特审、特供。绝不允许用于工艺品、食品或娱乐等其他商业目的。

四是尽快制定相关政策法规、监管办法等。

无痛引流胆汁方法

在古代，科学技术水平有限，猎熊取胆多在冬季捕捉，猎取熊后，立即剖腹，取出胆囊。用线扎住胆囊口，剥去胆囊外附着的油脂，挂于阴凉通风处阴干，习称"吊胆"；或使用两块比熊胆略大的木板将其夹扁扎住，吊于通风处阴干，习称"扁胆"；或置石灰缸中干燥。猎熊割胆的方法一熊一胆，熊胆来源稀少，售价昂贵，不能满足临床医疗需要，并且造成野生动物资源的巨大浪费。

20世纪80年代中期，人工饲养熊并行"活熊引流采胆"成功应用，为熊胆的采集开辟了新途径。当时，利用外科手术引流熊胆汁的实验方法由朝鲜传入国内，我国开始应用医学上安装瘘管的技术引流熊胆汁。一般选用3周岁以上、体重100千克以上的健康养殖黑熊，将其囚禁在铁笼里，并通过"铁马甲"束缚黑熊，防止熊爪搔抓伤口及留置导管。采用麻醉下开腹手术的方法，在胆囊基底部，抽出胆汁后切开，下入引流管，缝合固定，闭合腹腔后逐层缝合，一个月左右拆线，待熊精神、食欲恢复正常，即进行胆汁引流。引流胆汁经冷冻干燥即成熊胆粉，代替天然熊胆入药。这种方法最大的缺陷是伤口裸露在外，不能痊愈，容易感染。而且在被抽取胆汁时，熊的痛苦比较大，客观地说是比较残忍的。加上当时条件比较落后、养殖技术不是很成熟，更加剧了熊的痛苦。二十年前，有一些个体农民、非法养殖户把熊放在猪圈里或者铁笼子中取胆汁，也是比较残忍的。

1996年，无痛引流胆汁技术研究成功，取代了饱受诟病的"铁马甲""铁笼子"。该方法是通过外科手术，切取一条胆囊壁的肌肉卷成引流导管。手术后使胆囊底瘢痕组织和瘘管形成，再用腹肌制造一个环形括约肌。引流熊胆汁的时候，用不锈钢探管（相当于一号针头）插进消毒处理后的括约肌入口，胆汁便自动流出。一头熊一天大概有1500～1600毫升的胆汁，一天引流150～160毫升。引流过程中，动物不仅没有挣扎、没有嚎叫、没有不正常的活动，还可以自由进食，包括吃蔬菜、萝卜，甚至吃到最喜欢的蜂蜜加奶，整个过程安全、自然。引流后，熊的爬行、走动、跳动，也均无异常，生长发育、交配繁殖均不受影响。无管引流胆汁的手术，也要在麻醉状态下实施，手术成功率可达100%。因此，应该说，人工养殖活熊无管引流胆汁，较之杀熊取胆和"铁马甲""铁笼子"等残忍方法取胆，已有本质和飞跃性进步。

2005年中国动物学会兽类学分会的调查报告中说到，"除吉林榆树地区外，其余的养殖场均具有熟练的取胆技术，能在黑熊没有感觉的情况下，1分钟内顺利完成取胆"。

国外非政府组织，借题发挥，非法活动，借机反华

2012年初，一个境外注册的民间组织，以"动物保护"为名，在我国领土上煽动不明真相的群众游行示威，就活熊取胆问题大做文章，并不断发酵，扰乱视听。李连达院士一针见血地指出了该组织掀起这场风

波的政治目的在于扰乱中国社会，打击我国传统中医药；经济目的在于帮助外资抢占中国医药市场。

李连达院士直言揭露："该组织是在境外注册的一个民间组织，在我国属非法组织，其活动属非法活动，有其政治和经济目的。"并提醒人们，近年在我国出现了大量国外的民间组织（非政府组织，NGO），这些组织在国外注册很容易，甚至比我们国内开个豆腐店还容易。但是他们注册以后，打的招牌很吓人，"国际""美洲""亚洲""欧洲"的"科学院""学会""联合会""商会""基金会"等招牌，自封为会长、主席、专家、国际组织的特派员、驻华代表等。

2012年3月30日我国民政部发了一个公告，谈到近来外国在中国的NGO数量不断增加，光是美国就有1000多家，在我国注册的不到3%。我国规定，任何国家的民间组织（非政府组织），在中国必须在民政部门注册才是合法组织，才可以进行合法活动。但是迄今为止，这些组织在我们国家注册的不到3%，也就是说其中有97%都是非法组织。在中国境内没有取得合法的组织所搞的活动是非法活动。"亚洲动物保护基金"到现在为止，没有在我国民政部门注册，所以根据我国法律，它是非法组织，它所搞的大量活动属于非法活动。民政部还特别强调，某些在华的民间组织，从事违反中国法律、破坏我国政治稳定的活动，应该坚决依法予以取缔。也就是说它属于非法组织、非法活动，而且违反了我们国家的政策及有关法规，影响了社会的稳定、和谐和社会秩序，应该予以取缔。

该组织从成立第一天起，矛头就指向我国政府。有人问，其组织国内保护动物做得并不怎么好，花钱买一个狩猎证，可以打老虎、杀狮子、杀犀牛。这几位外国人不在其国保护动物，到我们中国来干什么？而且矛头一直是指向我国政府。在我国申办奥运会时，这个组织在国内外组织大量活动，反对中国办奥运会。当时全国人民都希望我们能承办奥运会，而他们给我们国家抹黑，反对我们举办奥运会。

还有一些问题，例如他们收养了200多头熊，死了很多，死亡率远远高于我们的养熊场。我们有些养熊场十几年、二十几年，一只都没有死过，而他们的熊大量死亡，有多少是自然死亡？有多少是被杀？还有，他们给很多熊做绝育手术，使这些熊断子绝孙，不能繁殖。动物保护的目的，是要增加繁殖、增加动物数量，避免灭绝、绝种，而他们恰恰反其道而行之，大量做绝育手术，使熊不能繁殖、只能减少不能增加，这是保护动物吗？

该组织煽动群众游行示威，在闹市区焚毁我国的商品，这不能不使我们想起八国联军侵略中国、无恶不作。谁给他的权利？在中国可以由一个英国人煽动游行示威、由一个英国人烧毁我国的商品，这是我们不能容忍的。

他组织的游行示威，公开打出标语"国家支持活熊取胆，我就反对国家"，这种行为不仅仅是保护动物，而是带有政治性。国内外有些反华分子，利用一切借口、一切机会进行反华，因此这个问题不仅仅是一个熊胆汁的问题，也不仅仅是一味中药的问题，这里边有很复杂的政治背景。

2012年5月18日，李连达院士在科学网发表博客——《驳斥某组织的声明》提出以下几点。

第一，根据我国法律，外国人办的民间组织（非政府组织，NGO），必须在我国民政部门注册才是合法组织，才允许在我国境内从事合法活动。任何其他组织机构无权代行民政部门职权，代行注册审批权。

第二，国家林业部门可以批准其下属单位或直属的企业、事业单位同外国人合作，但不等于外国人的民间组织可以不经民政部门注册而成为我国境内的合法组织，不等于某组织也是合法组织。

第三，外国人的民间组织，未在我国民政部门注册，却在我国十几个城市煽动群众，组织游行示威，在繁华市区公然焚毁我国商品

（而且是经过国家主管部门正式批准，有生产证书的合法中药），甚至公然打出"反对政府"的大幅标语，这是"合法组织"的"合法行为"吗？

第四，我们欢迎一切友好的外国朋友和组织机构进行友好的合作、交流，但是必须遵守我国法律、尊重我国政府及人民，不允许以任何借口攻击、丑化我国政府和人民，不允许干涉我国内政，扰乱社会治安，破坏社会的安定、和谐，不准搞反华活动。

第五，如果有外国人在本国各大城市组织游行示威，当众焚毁本国商品，高呼反对本国政府的口号，试问哪个国家人民会欢迎？而几个外国人在中国十几个城市，组织游行示威，当众焚毁中国商品，高喊"反对政府"，我们岂能坐视不理！八国联军侵略中国，烧杀抢掠，无恶不作，任何有血性的中国人岂能忘记？今日中国已不是100年前任人侵略、任人欺凌的旧中国，岂能容忍外国人在中国领土上胡作非为！

第六，奉劝某些中国人不要卖国求荣，不要给居心叵测的外国人做帮凶，要有民族气节。

第七，我国在保护野生濒危动物方面，有完善的政策、法规和技术标准，既保护野生濒危动物，也积极发展人工养殖动物，大量繁殖、扩大种群数量，使之脱离濒危灭绝的危险。消极保护与积极发展相结合，才是真正有效的保护政策，才能确保野生濒危动物不会灭绝。

为了揭露该组织想要达到的经济目的，李连达院士还发表了《警惕！有人反对中医药的幕后是外资抢占中国医药市场》的博文，分析为什么中药以处方药身份进入美国主流市场比登天还难、为什么至今没有一个中药能以处方药的身份进入美国的原因。他指出：除了技术壁垒外，其幕后原因是外国医药巨头们坚决反对、绝不允许中药进入西药的垄断市场，更不允许其垄断地位和既得利益受到侵犯。

国内外有人坚决反对中医药，有些是学术偏见，但也有人是反对中药进入医保目录，反对中医药参加医改、为广大人民医疗保健做出应有贡献。表面上是崇洋媚外、学术偏见，实质上是利益之争、市场之争。近年我国很多大药厂为中外合资，外资占很大比例，每年有大量利润，巨额资金外流，中国的药品市场已被外资抢占很大部分。为了夺得更多利润，其代理人极力反对中医，排斥中药，为外资的利益效劳。

历史上，外国资本家入侵我国，排挤民族工商业、抢占中国市场的教训，不应被忘记。今天又有人代表外资利益，在传统医学领域，反对中医、排斥中药，这不仅是学术上的偏见，更是出卖国家利益和民族利益的行为。

李连达院士还分析说，目前，我国每年熊胆粉产量约30吨，由国家食品药品监督管理总局正式批准的合法药品中含熊胆粉的中药制剂有243种，均为治疗药物，有些是治疗疑难重症的重要药物，是不可替代的药物。如熊胆救心丸、熊胆排石片、熊胆疏肝利胆胶囊、熊胆茵陈口服液、复方熊胆乙肝胶囊、复方熊胆清肝颗粒、痰热清注射液、风热清胶囊、熊胆降热片、熊胆川贝口服液、复方熊胆薄荷含片、熊胆眼药水、复方熊胆通鼻气雾剂、熊胆痔疮膏等。在"非典"流行时，没有特效药，致使患者死亡率很高，而痰热清注射剂（熊胆制剂）发挥了重要治疗作用。在流感大流行时，国际公认最好的西药磷酸奥司他韦只在发病早期有效，后期无效，且有不良反应致死的报告，而痰热清注射剂的疗效及安全性都明显优于磷酸奥司他韦。这都说明熊胆粉及其制剂的治疗作用显著，是不可替代的。某些外国商人及其代理人宣传熊胆粉只能治疗咽炎、扁桃体炎、痔疮等小病是欺人之谈，很不准确。

熊去氧胆酸及"人工熊胆"未通过国家食品药品监督管理局审批，不能生产使用，目前只有德国、意大利等生产的熊去氧胆酸进口，占领我国市场。如果取缔熊胆粉（每年30吨）及其中药制剂（243种），全部由进口高价的熊去氧胆酸代替，我国每年要拿出几十亿元送给外国人，如此巨大的市场、诱人的暴利，使外国商人垂涎三尺，或可说明，为什么有些外国商人及其代理人，如此强烈地要取缔中药熊胆粉，又如此强烈地鼓吹用熊去氧胆酸全面代替熊胆粉及其制剂。究竟是保护动物，还是借题发挥、抢占中国市场？我们必须透过现象看本质，看清幕后操纵者及其代理人的真正企图。我们从来不赞成任何外国人、外国民间组织或官方机构，在我国以"救世主"自居，借题发挥，指手画脚，煽动不明真相的群众，千方百计否定中药，搞垮中药企业，推销外国药品，抢占中国市场，谋取暴利。

近年我国有些企业，被外国商人恶意"做空"，利用造谣污蔑、肆意诽谤等不正当手段，使我国企业损失惨重，而外商却大发横财。这次熊胆之争，与外国商人惯用的"做空"手段十分相似，第一步是否定中药熊胆粉及其制剂；第二步是搞垮相关中药企业使其退出市场，进口"洋中药"则乘机抢占中国市场，取缔熊胆粉及含熊胆粉成分的243种中药制剂，将为外商提供几十亿元的暴利；第三步是对动物药逐一展开攻击，图谋取缔动物药的使用，打击我国传统中医药。善良的中国人要提高警惕，不要上当受骗，被人利用。要努力保护国家利益、人民利益，特别是患者利益。

因此，熊胆问题，不仅是一个药的问题，它涉及整个动物药，甚至会影响到整个中药事业的发展；有人主张用胆酸、熊去氧胆酸代替熊胆，也不只是一个德国的熊去氧胆酸、不只是一个国有药企受到损失的问题，而是外国药厂企图占领中国中药市场的大问题，应该认真对待。

有计划、有目的、有控制的发展利用

对人工养殖活熊取胆的争议，引发了中药利用珍稀动物资源的问题。熊胆入药有其治病救人的重要价值，其药理作用不可替代。目前，我国人工养熊已在三代以上，严格讲已经不是野生动物而是人工养殖动物，并且繁殖到了几万头，有一定数量。对熊胆之类的珍稀药用资源的保护与利用问题，李连达院士认为"应将保护动物的消极对策与积极对策相结合"，并且提出了"有计划、有目的、有控制的发展利用"的观点。①野生珍稀濒危动物严禁捕杀。人工养殖珍稀濒危动物，传代繁殖达到千只以上，并由多个养殖场繁殖成功，大规模扩大种群及数量后，才可合理利用。②使用目的仅限于治病救人，特别是应着眼于重大疾病的治疗需求。应严格控制、监管，做到特需、特审、特供。绝不允许用于工艺品、食品或娱乐等其他商业目的。③加强我国中药珍稀动物资源保护立法及制定相关政策法规、监管办法等，并加强宣传、教育和科学管理。④大力提高养殖、利用珍稀动物方法的科技水平，既使珍稀药用动物资源得以保护和延续，又可以成为中医药事业发展的源泉。⑤既要有控制地利用熊胆，也要使其符合中医药产业发展的需求，使两者之间形成良性循环，实现"科学保护、合理利用、持续发展"。

（王丹巧）

第五节
中药注射剂安全性研究

2006年6月，鱼腥草注射液等7个注射剂由于使用后引起过敏性休克等严重不良反应，被国家食品药品监督管理局（SFDA）紧急叫停，从此，中药注射剂的安全性问题屡被关注。在这个事件以后，国家对于中药注射剂安全性问题的关注达到了前所未有的高度，先后颁布了一系列加强注射剂技术要求和提高注射剂安全性的政策、法规及技术要求等文件，进一步推进了中药注射剂的"再评价"工作，此工作目前已取得重大进展，促使中药注射剂质量不断提高。

因中药注射剂不良反应事件的发生，使中药注射剂的发展陷入了低谷，以至于公众对于中药注射剂不良事件的反应过度，发生鱼腥草注射剂的"一个企业感冒，全部药厂吃药"的现象。目前对于如何改进、提高中药注射剂的质量及安全性，以及今后的发展前景等问题，存在较大争议。

中药注射剂的发展历程

中药注射剂是我国特有的中药新剂型，是以中医药理论为指导，采用现代科学技术和方法，从中药或天然药物的单方或复方中提取的有效物质制成的无菌溶液、混悬液或临用前配成溶体的灭菌粉末注入体内的制剂。

作为中药的一个重要剂型，中药注射剂从诞生至今已有60多年的历史。20世纪40年代，太行山抗日根据地药品奇缺，在临床急用的背景下，八路军自行研制出了柴胡注射液，首开我国中药注射剂之先河。1954年，在党和政府的重视下，武汉制药厂对柴胡注射液重新评估，确定其疗效，进行批量生产，使柴胡注射液成为我国第一个工业化生产的中药注射剂。

进入20世纪60年代，各有关部门进行了中药注射剂的研制，掀起了中药注射剂研究的第一次热潮，研制出"抗601注射剂""茵栀黄注射液"和"201-2（板蓝根）注射液"等20多个品种，大多数应用于临床，有的已正式投产，至今仍在广泛使用。由于质量不断提高，疗效稳定，这个时期的研究为中药注射剂的发展奠定了基础。

20世纪70年代是中药注射剂发展的一个"大跃进"时期，中药注射剂逐步被人们认识并接受，不仅科研、教学、生产单位进行研制，而且很多城乡医疗单位亦开展了试制研究工作。据统计，中药注射剂在此期间经过临床使用的就有700多种，1977年版《药典》（一部）则收载了23种中药注射剂。这段时间研制的大部分注射剂中，质量较好、疗效可靠的有几十种。单方注射剂有丁公藤注射液、七叶莲注射液、人参注射液、大黄注射液、丹参注射液、鱼腥草注射液等；复方注射剂有生脉注射液、当归红花注射液、复方柴胡注射液、复方板蓝根注射液、消痔灵注射液、清开灵注射液等，在临床上均收到了较好的疗效，满足了临床应用尤其是急症治疗的要求。但由于该段时间缺乏相应的监管，一些产品质量不过关，不良反应大，后来渐受冷落。在此期间，我国通过质量改进，研制出了中药粉针剂型——双黄连粉针剂，并成功地进行工业化生产，将注射液应用冷冻干燥技术制成冻干粉针后，改变了中药水针易水解、沉淀、稳定性差的弊端，大大增强了中药制剂的稳定性，这对改进传统中药给药方式和剂型具有重要意义。

20世纪80年代，中药注射剂掀起了第二次研究热潮，其数量一度曾达到1400种左右。1985年之前，中药注射剂管理混乱且无统一标准，当时的检测方法仅仅是看性状、热源反应和溶血反应。这一年，我国实施了《药品管理法》。之后，国家法定标准收载的中药注射剂有72种，而1985年版和1990年版《药典》均未收载中药注射剂。

20世纪90年代后，国家对中药注射剂的监管逐步加强，1993年卫生部颁布了《中药注射剂研制指导原则》，1999年11月国家药品监督管理局发布了《中药注射剂研究的技术要求》，之后批准的新的中药注射剂数量寥寥无几。1990年版的《药典》没有收载中药注射剂，1995年版《药典》只收载止喘灵注射液1种，2000年版《药典》增加了双黄连（冻干）粉针。随着基础药理、药物分析以及中药相关的提取分离技术的发展与突破，中药注射剂的研发受到越来越多的关注，市场也在快速发展。2010年版《药典》收载了5个中药注射剂品种：止喘灵注射液、灯盏细辛注射液、注射用双黄连、注射用灯盏花素和清开灵注射液。

随着中药现代化进程的加快，中药注射剂日益受到医药界的关注，中药注射剂被寄予了更大的希望。全国生产中药注射剂的企业在巅峰时期达400多家，具有国家药品生产批准文号的中药注射剂141种，其中30种自动停产，另有11种没有使用价值的品种可能被淘汰。目前，有100种中药注射剂正在生产、使用。

中药注射剂的治疗优势

中药注射剂作为中药新剂型，具有生物利用度高、起效快、作用强等特点，适用于急救及危重患者治疗，在治疗急重病症时能较好地发挥作用，更因其具有作用广泛、疗效突出、使用方便等优点，深受广大医患的欢迎。

〖中药注射剂应用的重要性与不可替代性〗

中药注射剂起效快、作用强，在疑难重症的治疗，特别是危重患者的抢救中，作用显著、意义重大，具有不可替代性。据报道全球药物有2万～3万种，有1/3是注射剂，每年约有120亿人次用注射剂。我国2005年全国中药销售额最多的前8位都是中药注射剂，全国21个省市1412家医院，中药采购额最高的20种中，中药注射剂占16种，且前5名都是中药注射剂。可见中药注射剂临床应用的重要性与不可替代性。

〖药效迅速，作用可靠〗

中药注射剂是在中医药制剂基础上发展起来的独创的中药新剂型，既在一定程度上保留了中医药特色，又具有西药注射剂起效快等特点，在临床治疗中已显现出相当重要的作用。中药注射剂静脉给药，直接进入人体血液，迅速分布到组织、器官，具有药物吸收快，起效快、作用强、作用靶点多、疗效确切等优点，克服了传统中药剂型起效慢、应用范围窄的弱点。

传统中药在治疗急重病症时，应用受限。中药注射剂绕过皮肤、黏膜这两道保护人体的天然屏障和肝脏的首过作用，生物利用度高、剂量准确、疗效确切；药液直接进入血液循环，不存在吸收过程，适用于抢救危重患者，打破了传统中药只适合治疗慢性病的局限。在临床上急重病症，尤其是感染性疾病、心脑血管疾病、恶性肿瘤等疾病等的治疗上显示出了独特的优势，发挥了积极的作用，这也成为其迅猛发展的重要原因。

中药注射液中发挥药效的物质大多由两种以上的化学成分组成，作用于人体具有多方位、多靶点的特点，符合肿瘤多因素、多环节致病的机制。虽然其直接抑瘤作用较化学合成药物为弱，但具备不良反应少、不易产生耐药性、综合抗肿瘤效应明显等优势。

传统中医药治疗感冒已有悠久历史，在历次流感流行中起到了较好作用，对流感、副流感、腺病毒、鼻病毒等有抑制作用。经临床证实，痰热清注射液、血必净注射液、清开灵注射液、醒脑静注射液等对季节性流感有效，具有缩短病程、缓解高热症状、促进康复等作用，且药价低廉，适于推广应用。

〖适用于不宜口服给药的药物〗

中药注射剂注射给药，不经胃肠道，免受了消化道多因素对药物作用的影响，适用于胃肠道不易吸收、易被消化液破坏或对胃肠道有刺激性的药物。某些药物由于本身的性质，或不易被胃肠道所吸收，或具有刺激性，或易被消化液破坏，如制成注射剂可解决这些不利因素。

〖适用于不能口服给药的患者〗

中药注射剂适用于一些急危重症的治疗，如昏迷、抽搐、惊厥状态或由于消化系统疾患所致的吞咽功能丧失或障碍。传统使用的开窍中药只能口服，现在使用的如清开灵注射液、醒脑静注射液等中药注射剂是根据古方研发而成，临床使用效果良好。这些药在减轻脑水肿、减小梗死面积、保护脑组织、修复神经系统功能方面都显示出了很好的效果。再如血必净注射液治疗脓毒血症、参附注射液治疗休克等也都疗效显著。

在危重疾病急救期，中药注射剂不可替代的治疗作用越来越突出。

〖可使某些药物发挥定位定向的局部作用〗

中药注射剂通过关节腔、穴位等部位给药，可产生局部治疗作用。如穴位注射的当归注射液及痔核注射的消痔灵注射液等。

中药注射剂从最初诞生到现在广泛应用，已经成为临床治疗疾病的独特手段，正在发挥不可替代的作用。

正确认识中药注射剂不良反应

随着中药注射剂的应用日益广泛，中药注射剂不良反应事件的报告亦逐渐增多。国家药品不良反应监测中心曾先后通报了双黄连注射液、清开灵注射液、葛根素注射液、穿琥宁注射液、参麦注射液、鱼腥草注射液、莪术油注射液等注射剂的不良反应，并对葛根素注射液的说明书作了修订。2006年6月，国家食品药品监督管理局发出通告，暂停使用鱼腥草注射液等7种中药注射剂。双黄连注射剂、清开灵注射液被二次通报。这些均说明中药注射剂的不良反应已引起了政府和公众的重视，也不可避免地引发了人们对中药注射剂安全性问题的疑虑和临床用药的信任危机。

李连达院士认为，发展中药注射剂是治病救人的需要，是科学进步的产物，但又是问题复杂、难度大、风险大的研究课题，必须加强研究，提高药品质量与安全性，确保人民的健康需要和安全用药。全盘否定、全面禁用或全面肯定、掩盖药品缺陷、不重视研究与改进，都是不正确的。中药注射剂出现各种不良反应，甚至引起死亡的现象，应该引起广大科研工作者及临床医生的高度重视。他呼吁中西医药界及各有关学科应该团结合作，从民众的利益出发，从治病救人的需要出发，排除一切困难、阻力，加强研究，提高研究水平，尽快取得重大进展，确保用药安全。中药注射剂的研制开发与临床使用要不断创新、改进与完善。对中药注射剂的安全性要进行评价，加强监管、科研和制度建设力度，确保中药注射剂的安全、有效、质优。

〖 不应全面否定中药注射剂 〗

中药注射剂起效快、作用强，可用于危重患者治疗和抢救，是口服药不可替代的，其重要性不言而喻。国外现有药品中注射剂占1/3，每年约有120亿人次使用注射剂。目前，中成药有近万种，其中中药注射剂有141种，约占1.41%，每年约有3亿人次使用中药注射剂，说明无论中药或西药（化学药）都很重视注射剂的发展。

有人认为，古人用中药只有口服、外用等给药途径，从无注射剂型，现在发展中药注射剂是否有违古训、失去中药的特点？应当看到，随着人类文明进步和科学技术的发展，新的事物不断出现。中药注射剂的发展，是治病救人的需要，是科学发展的产物，是中药现代化的体现。对中药注射剂应该遵循科学的原则，有条件、有选择、有目标地慎重发展，不可一哄而上，更不可盲目使用；另一方面也要慎重淘汰一些有严重不良反应、疗效欠佳的品种。全盘否定或全部肯定的态度都是不科学的。

据国家食品药品监督管理局公布的数据，2009年及2010年全国药品不良反应事件共发生638996例及692904例，其中西药（化学药）占87%及86%，中药占13%及14%。在西药不良反应中，注射剂占61%及61%；中药不良反应中，注射剂占52%及50%。这些数据说明，中、西药注射剂的不良反应都比口服剂型严重，西药不良反应比中药更严重，西药注射剂不良反应比中药注射剂严重。因不良反应而全面禁用中药注射剂的观点具有一定的片面性。

〖 中药注射剂不良反应增多的原因 〗

在中药注射剂60年的发展历程中，其不良反应一直都存在。近年中药注射剂的不良反应屡见不鲜，李连达院士认为与以下因素有关。

∷ 临床使用范围扩大，用药人群增加

目前，随着中医药事业发展和人民就医条件的改善，用药人数大幅度增加。我国有将近半数人在不同程度地使用中药。相应的，中药注射剂使用的数量也增多了，用药人群增加了，不良反应发生的病例数也自然就增加了。

∷ 有害、有毒成分相应浓缩

与原来的"草根树皮一锅汤"不同，中药经过提取纯化后，有效成分高度浓集的同时，有害、有毒成分也相应浓缩集中，致使许多过去口服或外用显示不出来的中药毒性，在提取浓缩之后表现出来。

∷ 认识水平提高，检出率提高

过去某些毒性反应不为人们所重视，出现漏诊和误诊，误认为是原发疾病的表现，没有认识到是中药注射剂的不良反应。随着不良反应监测制度的完善，中药注射剂不良反应的误诊、漏诊、瞒报现象大大减少，上报例数增多，反映了中药注射剂真实的临床使用情况。目前的诊断水平提高后，中药注射剂不良反应的确诊率也提高了。

∷ 假冒伪劣产品泛滥，不合理用药

不法奸商偷工减料、假冒伪劣产品泛滥是造成中药不良反应率增高或出现严重毒性的一个重要原因。此外，多种原因导致的临床用药不合理、不规范，长期、大剂量、盲目用药也是造成中药不良反应的一个重要原因。中药注射剂不良反应增多并非都是药品质量问题所致，总体来讲，近年来中药注射剂的质量是逐渐提高的，而不是下降的。

∷ 误导宣传的商业行为干扰

某些企业为了销售更多的产品，片面强调中药安全无毒，在药品说

明书上有意隐瞒不良反应，甚至使用"本品安全无毒"等绝对性用语，使患者和医药人员对中药注射剂可能出现的不良反应重视不够，这也是中药注射剂不良反应发生率上升的原因。

□ 监督管理水平提高

近几年国家食品药品监督管理局成立了药品不良反应监测中心，从中央到地方成立了一系列的机构，建立了较完善的制度，不良反应的上报率明显上升。

《中药注射剂安全性研究工作中存在的问题》

对于中药注射剂安全性研究，李连达院士认为存在以下诸多问题。

□ 研究工作不系统、较被动

目前的研究多从天然植物药角度，重点研究单味药或者它的化学成分和含量等，多为一方、一药、一种成分研究，而对多种成分、多种药物复方制剂的规律性研究不够。复杂成分的化学与药效、毒理的结合研究不够，尤其是中医理论指导下的系统研究不够。

对于不良反应的研究，主动性研究不够，如鱼腥草注射液引起了严重的不良反应，导致患者死亡。为了保证更多患者的用药安全，药监部门做出决定暂停使用和审批鱼腥草注射剂，及时制止了严重不良反应的持续发生。该办法虽然杜绝了此类不良反应的发生，但是已对社会造成了十分严重的负面影响。含鱼腥草的注射剂生产厂家有195家，年产值85亿元，从种植、加工、制药到销售等环节，整个产业链的产值约100亿元，而由于不良反应造成的经济损失，使4万产业工人及10万药农陷入困境。

□ 统计方法有欠缺

例如鱼腥草注射液发生35例死亡，震惊全国。经认真分析，这是15年报告的死亡总例数，平均每年约2.5例，而每年约有1亿人次用药，按每例用药10次，则为1000万人用药，其致死率应为2.5/1000万，几乎低于所有西药注射剂。由于我们无法知道准确用药人数，只能根据药品销售额估测，无法准确计算出各种中药注射剂不良反应的发生率及致死率。根据不良反应例数进行评价，不能真实反映药品不良反应的严重性，例如甲、乙两种注射剂都有1例死亡，似乎不良反应的严重程度相同，但甲种注射剂的用药人数为1万人，则致死率为0.01%；而乙种注射剂用药人数为100人，则致死率为1%，两药不良反应的严重程度相差100倍。所以，必须准确测算出不良反应发生率和致死率，才能准确判断和比较各种药品不良反应的严重性。

中药注射剂不良反应与患者体质的关系

中药注射剂最严重的不良反应主要是过敏反应，特别是过敏性休克或类过敏性休克，甚至导致死亡。任何过敏反应的发生，内因是基础，外因是条件，即患者的过敏体质是发生过敏反应的基础，而致敏物质则是诱发过敏反应的必备条件。两者缺一不可。因此，中药注射剂必须注重质量改进和提高，才能大幅度减轻不良反应，确保用药安全。不承认药品本身的问题，仅强调患者体质和个体差异，是某些制药企业推卸责任的片面看法。只有双管齐下，控制内因与外因两方面因素，才能收到预期效果。

中药注射剂成分复杂

西药注射剂的成分单一、结构明确、纯度高、杂质极少，但不良反应远比中药注射剂严重。成分单一、纯度高的药品，若有毒性或致敏性，其不良反应更加严重。有些中药注射剂即使成分多或尚未明确，如果不含有毒或致敏物质，也不一定会发生严重不良反应。当然，各研究机构、企业应该加强中药注射剂药物化学及有效成分的研究，尽最大努力去除可能导致发生不良反应的物质，最大限度地保证用药安全。

〖建立健全中药注射剂安全评价体系〗

随着中药注射剂的应用日益推广普及，其不良反应也引起广泛关注，由于中药注射剂致敏原和有效成分不明，频繁发生不良反应事件。中药注射液的安全性一直饱受诟病，甚至引发了业内对中药注射剂存废的大讨论。虽然国家食品药品监督管理局已全面开展中药注射剂安全性再评价工作，但就目前进展看，并未能解决中药注射剂不良反应的根源问题。因此，有人主张全面禁用中药注射剂，在《国家基本药物目录》中，不能收入任何中药注射剂，使之"全军覆没"。对于中药注射剂的优点和缺点，如何改进、提高中药注射剂的质量及安全性，以及今后的发展前景等问题，学界尚存在较大争议。

李连达院士认为，应该辩证地看待中药注射剂，不能一刀切。中药注射剂是中医治疗急重病症的一个重大突破，对于急重病症，尤其是对感染性疾病、心脑血管疾病、恶性肿瘤等疾病的治疗上显示出了独特的优势，有着不可替代的作用。李连达院士并向卫生计生委、国家中医药管理局及国家食品药品监督管理局建议制定中药注射剂的一系列政策、法规，以及对中药注射剂进行改进的技术标准及对策等，要点如下。

❏ 建议加强生产过程全程监督，提高质量控制

加强中药注射剂研制、生产、流通、使用全程监管，建立健全药品市场准入和退出制度，严格把好市场准入关；强化GMP、GSP认证的监督实施，推进中药材生产质量管理规范化，加强对药品生产企业的跟踪检查和动态监管；通过对重点产品建立健全从产品设计、原料进厂、生产加工、出厂销售到售后服务的全过程监管链条，建立产品质量追溯体系和责任追究体系，针对主要问题和薄弱环节研究采取相应措施；强化企业作为药品安全第一责任人的监管制度，按照企业作为药品安全第一责任人的要求，建立健全药品安全责任和责任追究的相关制度，跟踪检查《药品生产质量管理规范》执行情况，消除药品生产过程中的安全风险，规范企业生产经营行为。

✿ 大力宣传中药注射剂的合理应用

加强医疗机构对药品使用的管理和监督，提高中药注射剂临床合理用药水平；修订出现不良反应的中药注射剂的说明书、适应证、禁忌证，加强临床用药监护的措施；剂量和疗程应该针对不同的中药注射剂品种及用药人群做出限制等措施，加强中药合理用药的宣传，推动中药品种分类管理，提高全社会中药注射剂合理用药和安全用药意识。

中药注射剂的使用应遵循三原则：①只适用于危急重症及特殊疾病、特殊情况，不应作为一般疾病的常规用药，不可长期、超剂量使用；②有些中药在消化道易遭破坏，口服等给药途径不能起到治疗作用者，可用注射剂；③凡是能通过口服用药或其他给药途径解决问题者，不宜使用注射剂，"能口服不肌注，能肌注不输液；能常用量不超剂量；能一疗程不两疗程"。

✿ 加强对销售、宣传及各流通环节的市场监管

加强对中药注射剂市场秩序的日常监督检查。加强对中药注射剂质量的监督抽检工作，提高监督抽检的针对性；加大对制售假劣产品违法行为的查处打击力度；建立和完善应急处置机制，提高应急处置能力，最大限度防控和减少药害事件发生，加大对违法案件的查处力度。加强中药注射剂不良反应监测和再评价工作，建立中药注射剂安全性信息预警机制和控制处理机制。工商部门要严厉查处发布虚假违法中药注射剂广告行为，加大查处力度，新闻机构要严格执行药品广告发布管理制度，加强药品广告刊播审查，杜绝虚假违法药品广告，对进行虚假宣传的严重违法药品广告要撤销药品广告批准文号。

✿ 研究工作应遵循的原则

①在中医理论指导下进行研究，充分考虑中药的特点。②单味药材与复方制剂进行比较研究，原处方与新处方进行比较研究。③中药化学研究与药理、毒理研究相结合，对多种药材、多种复方进行多方面的比

较研究。④进行宏观规律的研究，不应停留在一方一药、一种成分的研究上，而是对多种中药的安全性有整体和规律性的认识。⑤对于中药注射剂的不良反应研究应主动出击、超前研究，防患于未然。⑥国家主管部门制定相关政策，必须有足够的科学依据。

〖建议加强对中药不良反应的监管措施〗

对于频繁出现的中药注射剂的不良反应事件，以及中药注射剂再评价面临的诸多问题，李连达院士向卫生部、国家中医药管理局及国家食品药品监督管理局呼吁：

☼ 建立不良反应申报与通报制度

建议国家食品药品监督管理局建立如有中药不良反应及时上报及定期发布《药品不良反应信息通报》的制度，对中药注射剂出现休克、急性血管内溶血、肝损害、急性肾功能损害等严重不良反应者，采取有效措施，及时处理。

☼ 加强临床用药以及药品生产、流通、宣传等领域的监督管理

根据监测结果，修订涉及有关中药的说明书、严格掌握适应证和禁忌证，强化合理用药，加强临床用药监督；严格控制剂量和疗程，避免超剂量、长期服用，特别是注射剂在静脉输注时切忌与西药混合使用或快速输注等；针对特殊人群规定禁用或慎用对象，如严重心肺疾患、肝肾功能不全患者、儿童、老年人、哺乳期妇女、孕妇以及有药物过敏史或过敏体质的患者等应禁用或慎用；各药品生产企业应主动跟踪注射剂临床应用情况，按规定收集不良反应并及时报告，并进一步开展完善工艺和质量标准的研究。

☼ 对严重不良反应的中药材及制剂采取必要的紧急措施

如鱼腥草注射液在2006年上半年不良反应报告急剧增加，为了保证更多患者的用药安全、及时制止严重不良反应的持续发生、保护广大人民群众的安全，国家食品药品监督管理局颁布了《关于暂停使用和审批

鱼腥草注射液等7个注射剂的通告》。

❑ 加强对药品零售经营的监管

药品零售企业应遵守国家处方药和非处方药分类管理的有关规定。各级药品监督管理部门要加强对药品零售企业经营行为的监督检查，对不符合有关规定的产品，予以处理等措施。

国家食品药品监督管理局等部门专门下发了《中药注射剂临床使用基本原则》，要求使用中药注射剂应遵循以下基本原则。

（1）选用中药注射剂应严格掌握适应症，合理选择给药途径。能口服给药的，不选用注射给药；能肌内注射给药的，不选用静脉注射或滴注给药。必须选用静脉注射或滴注给药的应加强监测。

（2）辨证施药，严格掌握功能主治。临床使用应辨证用药，严格按照药品说明书规定的功能主治使用，禁止超功能主治用药。

（3）严格掌握用法用量及疗程。按照药品说明书推荐剂量、调配要求、给药速度、疗程使用药品。不超剂量、过快滴注和长期连续用药。对长期使用的，在每疗程间要有一定的时间间隔。

（4）严禁混合配伍，谨慎联合用药。中药注射剂应单独使用，严禁与其他药品混合配伍使用。谨慎联合用药，如确需联合使用其他药品时，应谨慎考虑与中药注射剂的间隔时间以及药物相互作用等问题。

（5）用药前应仔细询问过敏史，对过敏体质者应慎用。

（6）对老人、儿童、肝肾功能异常患者等特殊人群和初次使用中药注射剂的患者应慎重使用，加强监测。对长期使用的在每疗程间要有一定的时间间隔。

（7）加强用药监护。用药过程中，应密切观察用药反应，特别是开始30分钟。发现异常，立即停药，采用积极救治措施，救治患者。

中药注射剂安全性再评价研究与再研究

在国家药品食品监督管理总局及有关部门的领导下，诸多学术团体、科研单位及生产企业对中药注射剂安全性进行了更广泛、更大规模的"再评价"工作。

李连达院士认为，以目前生产的100多种中药注射剂计，如有50种注射剂需要"再评价"，每种观察3万例患者，总共要观察150万例，而每种药物常由多家生产，每家产品需单作"再评价"，若平均每种药物由5家药厂生产，则需观察750万例患者，每例科研经费约需1000元，总金额约需75亿元。并要动员几百家医院，几千名医务工作者参加研究工作。所投入的资金、人力将是巨大的，其规模、难度将是空前的。此项工作如能顺利完成，对中药注射剂乃至整个中药事业的发展将起到巨大的推进作用。但是如果考虑不周，科研设计或执行过程有缺欠，则后果不堪设想。有些企业误认为只要做了"再评价"工作，就可以万事大吉，为销售产品提供新的宣传依据，但事实并非如此。"再评价"的结果证实该药疗效显著、安全性好、质量优良，当然会成为销售产品的有力证据；但如果"再评价"结果证实疗效不确切，不优于其他药物，安全性及质量不佳，则会为该药退出市场、被淘汰提供有力证据。当前，许多药品企业和科研机构全力集中于中药注射剂"再评价"工作，而对"再研究"工作重视不够、考虑不多。中药注射剂"再评价"是在原料、处方、生产工艺、质量标准等方面没有改变的前提下进行大组病例观察，重新确认该药是否安全、有效、质量可控。这项工作十分重要，但其缺点是药品本身没有任何改进提高，"再评价"之前存在的缺欠与不良反应，在"再评价"之后依然如故，不能提高药品的质量与安全性，仅适用于质量与安全性较好的中药注射剂。对于药品质量与安全性有缺欠，甚至已经发生严重不良反应或致死性反应的中药注射剂，仅作"再评价"是不够的，必须进行"再研究"，对原料、处方、生产工艺、质量标准等进行改进、提高，使注射剂的安全性及药品质量有大幅提高，在确保用药安全的前提下，再进行"再评价"工作。只有"再研究"后的药品与"再研究"前的药品相比，其质量与安全性有明显改进与提高，才能最大限度地保证患者的用药安全。

中药注射剂的改进、提高，"再评价"及"再研究"，是一项复杂、艰巨的系统工程，中西医药界及各有关学科应该团结合作，从民众的利益出发，从治病救人的需要出发，严肃认真、埋头苦干，排除一切困难、阻力，加强研究，提高研究水平，尽快取得重大进展。一切为了治病救人，确保广大患者用药安全。

〖中药注射剂问题严重亟待解决〗

中药注射剂的严重不良反应给患者造成重大危害，国家食品药品监督管理局于2006年6月下令暂停鱼腥草注射液生产、应用，其后又下令刺五加注射液停产、停用。对于中药注射剂被停产停用以及如何发展的问题，李连达院士认为，中药注射剂出现不良反应，只是某一品种、某一企业或某一批次的产品有问题，不应把所有企业及其生产的产品全部停产、停用。应具体问题具体分析：生产工艺落后，产品质量不过关的企业，应该停产、整改；产品质量优质，生产工艺先进的企业应该继续生产、使用。

❏ 中药注射剂严重不良反应的危害性

中药注射剂不良反应后果严重，据统计，1972～2007年间中药注射剂发生过敏性休克580例，死亡31例（占总比例5.34%），排在前10位的有双黄连注射剂、清开灵注射液、鱼腥草注射液、穿琥宁注射液、刺五加注射液、复方丹参注射液、脉络宁注射液、藻酸双酯钠注射液、黄芪注射液、莪术注射液等。在严重的不良反应中，以各种过敏反应占多数，达50%～60%，最严重者为过敏性休克，占5%～20%（其中类过敏反应约占75%），其特点是首次用药很快就可出现严重症状，病情凶险、发展快，若抢救不及时或不得力，可导致迅速死亡。

无论中药或化学药，其注射剂的不良反应均较口服药严重，且化学药比中药注射剂的不良反应更为严重。因而应提倡尽量使用口服药，但由于注射剂起效快、作用强、在抢救危重患者时有重要使用价值，口服药难以替代，所以加强研究、提高其安全性、有效性及质量标准，降低严重不良反应，特别是过敏性休克的发生率，是中药及化学药注射剂研究的当务之急。

□ 中药注射剂"先天不足，后天失养"

大部分中药注射剂中是1985年前研制并批准生产的，研究水平低、基础差，存在严重缺欠及安全隐患。在2000年后，由地方标准升为部颁标准，曾要求中药注射剂全面"补课"，按照部颁标准整改，补做或重做全部有关新药研究工作，使之达到当代注射剂的新标准，但因种种原因，未能坚决贯彻执行。部分中药注射剂并未认真补充研究工作，提高安全性、有效性及质量标准，而是蒙混过关，有些甚至未达到注射剂的最基本要求。加之管理工作不到位，生产过程及流通领域混乱以及临床用药不合理等原因，致使严重不良反应及死亡事故不断发生。

有的科技主管部门重视科学轻技术、重视基础轻应用、重视"高精尖"而不重视人命关天的"科技含量不高"的问题，认为中药注射剂是药厂的问题，因而关心不够、重视不够，对科研工作没有给予应有的支持，使研究工作进展缓慢；或是零敲碎打的研究几个局部问题，至今未能解决根本问题，不能未雨绸缪，防患于未然，总是在事故发生之后，"善后处理""亡羊补牢"，无法摆脱目前消极、被动的局面，更无法保证用药者的安全。

目前，医药界有的专家主张禁用所有的中药注射剂，"因噎废食"地彻底解决问题。李连达院士则认为，中药注射剂在治疗疑难重症，特别是抢救危重患者时有重要作用，有不可替代的作用。应加强研究工作，提高安全性、有效性及质量标准，充分发挥其积极作用，为广大患者做出应有的贡献；对有问题的品种，采取"停产停用"的措施，是消极、被动、无可奈何的措施。应积极、主动地进行研究，全面提高中药注射剂的安全性、有效性及质量标准，使之达到当代注射剂的标准，确保广大患者的用药安全。

◘ 整改建议及解决办法

李连达院士认为，对于中药注射剂的严重不良反应，应组织力量，进行全面、深入、系统研究，解决中药注射剂存在的共性问题以及个性问题，提高中药注射剂的安全性、有效性及质量标准，确保人民用药安全，同时也抢救一些有缺欠、但可通过研究提高质量达到国家标准允许继续生产使用的品种，以满足社会需求及企业的生存、发展。

（1）尽快由卫生部及国家中医药管理局、国家食品药品监督管理局组织力量，对所有中药注射剂进行复审换证。

复审通过，准予换证，产品继续生产、应用。要求如下：①该药生产厂家必须通过GMP认证，具有较强技术实力与水平。②该药至今尚未发现严重不良反应致死病例。③该药的安全性、有效性及质量标准等，均已达到2007年国家食品药品监督管理局颁布的中药注射剂的标准。

不完全符合复审要求，暂缓换证，控制生产，限期（1年）改进产品的质量、补充研究工作，再经复审达到各项标准者，再予换证，恢复正式生产。要求如下：①该药生产厂家必须通过GMP认证，具有一定技术实力与水平。②该药至今尚未发现严重不良反应致死病例。③该药的安全性、有效性及质量标准，基本达到当代中药注射剂标准，但存在一定欠缺，有一定的安全隐患者。

复审不合要求者，不予通过，不予换证，吊销生产证书，产品禁止生产、应用。标准如下：①该药生产厂家未通过GMP认证或技术实力不足、水平较低。②该药已有大量严重不良反应报告，近5年内致死病例达10例以上，或在短时间内集中出现多例（2例以上）死亡者。③该药安全性、有效性及质量标准不符合要求，且在限期内无法达到标准。

（2）凡是含有聚山梨酯-80者，应限期换用其他符合中药注射剂要求的安全、合法的药用注射级辅料。今后应全面禁止在中药注射剂中加用聚山梨酯-80或其他有毒、有害及致敏物质。

（3）中药注射剂一个品种多家生产，是造成质量失控的重要原因之一，今后新研制的中药注射剂应独家生产，在一定时间内不允许其他药厂仿制或变相仿制。已经多家生产的老品种，也应在换证时，适当择优汰劣、减少重复生产的厂家。

对于上述问题，李连达院士认为，中药注射剂的进一步研究，首要重点是提高安全性，特别是最大限度地降低过敏性休克及急性致死性反应的发生率。建议工作重点应该放在以下3方面：①原料药的精制、纯化，消除一切致敏原及有毒有害物质；②优选安全、有效、合法的注射级药用辅料取代聚山梨酯-80，今后应逐步限制、禁止在中药注射剂中使用聚山梨酯-80；③防止一切内源性和外源性的污染，包括在原料药生产、加工、贮存、运输、提取、纯化、制剂、灌封及内外包装等方面以及农药、重金属及细菌、毒素生物源物质等一切外源性、有毒有害及致敏物质的污染，提高药品质量及质控标准（包括有效成分标准及有害物质的限量标准），加强药品出厂前的安全性检测，确保进入市场的中药注射剂的安全性及有效性。

努力提高中药注射剂的质量标准、安全性及有效性

为了确保患者安全用药，李连达院士认为应从三方面着手：既要强调临床合理用药，又要提高中药质量标准、安全性与有效性，更要严格控制原料药（药材、饮片、提取物等）的品种、产地、质量，制定合理可行的标准。

对于处方方剂组成的合理性及应用前景问题，李连达院士认为应严格优选，对生产工艺、步骤及条件应进行深入研究，取其精华、弃其糟

粗,最大限度的保留有效物质、消除有害物质,为药品的安全有效奠定物质基础。而质量标准既要针对有效性,又要针对安全性,制定严格的含量及限量标准,建立生产过程的全程质控,加强出厂前质量把关。中药制剂的稳定性也是必须重视的问题,同一产品不同批次的均一性、同批产品不同保存期的稳定性,也是保证中药安全有效的重要因素。

中药毒理学研究必须严格遵照中药新药研究的有关规定,在实验室对实验动物、实验方法、观测指标、结果分析等各个环节严加控制,注意排除各种干扰因素,确保实验结果的准确性与科学性,同时应注意动物种属差异、动物与人体的差异、有些人体有不良反应而动物不表现或不典型等等现象,为人体应用提供可靠的实验依据。中药的安全性的最后判定是临床Ⅰ、Ⅱ、Ⅲ、Ⅳ期试验,杜绝以用动物试验结果替代人体试验。

为了提高中药注射剂的质量、安全性及有效性,在国家重视及各界支持下,开展了安全性再评价研究,应重点解决安全性问题,特别是急性致死性反应及过敏性或类过敏性休克。由于中药(特别是注射剂)的安全性研究问题复杂、难度大、过去欠账太多,必须继续努力、攻克难关,最大限度地降低不良反应,确保临床用药安全。

目前,对中药注射剂中有毒、有害、特别是致敏物质的发现、监测、消除等方面的研究已经取得重大进展;对中药注射剂的质量及临床合理用药等多方面影响因素的控制,也取得了重要进展,为保证临床安全用药奠定了良好基础。

〖 中药注射剂安全性再评价研究方法 〗

▢ 首次提出中药注射剂的类过敏反应

根据中药注射剂首次给药出现的潮红、头痛、水肿、低血压以及休克等过敏样反应症状,有学者称之为"过敏样症状"、"过敏样反应"等。李连达院士对此明确提出"类过敏反应"概念。李连达院士认为,中药注射剂引起的严重不良反应包括过敏反应及类过敏反应,类过敏反应的症候特点与过敏反应（过敏性休克）的表现十分相似。类过敏反应是一类与过敏反应（过敏性休克）表现相似的综合征候群，其主要特点在于：①发生率高，在中药注射剂诱发的过敏性休克中占2/3；②多种物质（抗原、半抗原或非抗原物质）、多种机制（补体系统激活、直接刺激靶细胞短时内大量释放组胺等）均可诱发；③多个系统（呼吸、心血管、消化、皮肤黏膜）均可出现症状；④首次用药即可快速出现反应症状，反应强度、症状表现与诱发物有明显量效关系；⑤多次接触诱发物后，反应症状可减轻或消失，出现耐受现象。李连达院士并对类过敏反应及过敏反应进行了比较分析。

类过敏反应和过敏反应的比较见表1。

表1　类过敏反应和Ⅰ型超敏反应的比较

	Ⅰ型超敏反应	类过敏性反应
临床表现症候群反应相似	寒战、发热、恶心、血管性水肿、高血压、斑疹、荨麻疹、皮炎、红斑、胸痛、刺痛感、鼻炎、哮喘、意识模糊、死亡	潮红、头痛、背下部疼痛、腰痛、代谢性酸中毒、水肿、瘙痒、皮疹、结膜炎、喷嚏、呼吸急促、咳嗽、支气管痉挛、低血压、发绀、休克
病机	抗原抗体反应 IgE、IgG等免疫物质异常 体内组胺无规律性变化	非抗原抗体反应 IgE、IgG无规律性变化 体内组胺明显升高
诱发物质	抗原或半抗原	不限于抗原或半抗原物质，可以为诱发组胺释放的多种物质
给药次数	常为多次给药后发生反应	首次给药即可发生严重不良反应及休克
给药剂量	微量即可引起严重反应，无明显量效关系	低剂量、低浓度，可无或仅轻微不良反应。大剂量、高浓度可诱发严重不良反应
配伍禁忌	多种注射剂合用可提高发生率及严重性	

❑ **中药注射剂的过敏反应与类过敏反应实验动物**

鉴于中药注射剂的急性过敏及类过敏反应突发性与严重性，故研究的关键在于科学预测、准确判断、合理预防。中药注射剂成分复杂，并含有部分不明成分，又受其组方药味多寡、药材质量、生产工艺等众多因素影响，中药注射剂的致敏性研究困难不少。目前，中药注射剂的致敏性研究仍缺少公认的动物模型和判断标准。在进行药物临床前评价时，传统的豚鼠过敏试验假阴性率较高，特别是对中药注射剂诱发的类过敏反应，假阴性率更高。

李连达院士指导课题组对中药注射剂的过敏及类过敏反应进行系列研究，通过小鼠、BN大鼠、豚鼠及Beagle犬等实验证实，过敏反应实验可选用豚鼠，以症状表现为主要判定标准，以IgE升高为辅助指标；类过敏反应实验以Beagle犬为敏感实验动物，以症状表现及组胺升高为主要判断标准，以IgE升高为辅助指标。实验结果比较准确可靠。

❑ **类过敏反应及过敏反应实验评级标准的建立**

实验模型及方法、指标的优选：经过小鼠、BN大鼠、豚鼠、Beagle犬及恒河猴的研究，证实Beagle犬的过敏实验及类过敏实验以行为异常、组胺及IgE测定结果最为准确可靠，且在同一批实验中，可完成两项实验，即以首次静脉给药前及后的观测结果来确定有无"类过敏反应"。而首次给药前与第4次给药（激发给药）后比较，可确定有无"过敏反应"。而豚鼠及BN大鼠实验有时行为改变不够典型，易致误判，出现假阳性或假阴性结果。小鼠实验行为表现更不典型，血液指标的检测误差较大，实验结果仅供参考，不能做出准确判断。

作为中药注射液的致敏性实验，特别是药品出厂前的最后把关，李连达院士建议应做如下检测：①豚鼠过敏实验；②Beagle犬的过敏实验及类过敏实验，应作为必做实验；③行为异常及血液组胺为主要的判定指标，IgE作为辅助判定指标。

实验阳性对照药的选择：类过敏反应主要是药物诱发组胺大量释放

的结果，因而首次给药即可发生严重类过敏反应。据分析，中药注射剂引起的过敏性休克约3/4属于类过敏反应，聚山梨酯-80是诱发典型类过敏反应的代表性物质，可以作为类过敏试验的阳性对照药。而过敏反应则是由药物含有抗原（或半抗原）引起的抗原-抗体反应，因而过敏反应常发生在多次给药以后，其阳性对照药以人血白蛋白为佳，在首次给药后，常无严重不良反应，而在多次给药后才出现典型的过敏反应，可用于区别类过敏反应，故作为过敏实验的阳性对照药较为理想。其他实验方法及观测指标，还应进行更广泛、更深入的研究，有些可满足学术性研究、机制研究的要求。

作为常规检测方法，则要求简便、快速、准确、敏感、特异、易于推广应用，可以作为中药注射剂出厂前的把关试验。为此，李连达院士领导制定了犬致敏性实验动物行为学判断标准及犬致敏性判定标准和豚鼠过敏反应行为学评分标准及豚鼠过敏反应行为学评价标准，用于中药注射剂致敏性实验。

中药注射剂再研究范例——鱼腥草注射液二次研究

□ 鱼腥草注射液二次研究的必要性

该药自1975年投产，发展到现在已有7种鱼腥草注射液制剂：鱼腥草注射液、新鱼腥草素注射液、新鱼腥草素钠注射液、新鱼腥草素钠氯化钠注射液、鱼金注射液、复方蒲公英注射液、炎毒清注射液等。整个鱼腥草制剂的产业链，从种植、加工、采集到产品生产，规模是相当大的，全国每年大约有2.8亿人次用过此类药品。从1988年到2003年，其不良反应报告有5000例，其中严重不良反应222例，死亡35例。鱼腥草注射液被叫停以后，使百余家企业停产，涉及年产值85亿元的巨大经济损失，几万名工人停工待业，约10万名药农失去经济来源，对社会稳定造成一定影响。该问题引起多方面的关注，国家食品药品监督管理总局召开了一系列的紧急会议制定对策，决定暂停使用这类产品。

对于鱼腥草注射液被暂停、整改及其影响，李连达院士认为，从纯科学的角度来看，这个决定并不是十分理想，但是，应坚决支持这个决定，因为这种问题不能从纯科学的角度来认识，要从更广泛的角度来考虑：第一，死亡病例数在急剧增加；第二，造成死亡的主要原因是过敏性休克致急性死亡，一般在几分钟就危及生命，来不及抢救；第三，100多家药厂生产鱼腥草注射剂，无法预测哪几家药厂的产品质量最好，能够确保不死人。有的药厂说，他们厂的产品现在还没有发现死人，是否可以不停止使用？这就好比上山打老虎，没打着老虎不等于山上没虎。你那个厂家的产品现在还没有出现死亡病例，不等于产品质量就靠得住，就保证不死人。基层应用鱼腥草注射液很广泛，漏诊、误诊、漏报的情况很多，为了确保人民群众的安全，必须暂停鱼腥草注射液的使用。这是个不得已的措施。一些企业家忙于赚钱，几十年的时间，没有进行认真的研究，舍不得拿出钱来做研究。中药注射剂有100多种，其中很大一部分是1985年以前的老品种，这些药没有达到今天的新药标准，这些企业的科研基础十分单薄，他们的产品都有可能出问题。这是多年来累积的问题，是中药安全性的研究没有跟上现代科技发展脚步的结果。企业不重视，科研领域对中药注射剂安全性也不太重视，有关部门在这方面警惕性也不高。

⊡ 鱼腥草注射液二次研究的研究方法

鱼腥草注射液在使用过程中主要有安全性、致敏性的问题，同时存在药物质量标准不可控、临床再评价系统不完善以及产品稳定性差等主要问题。为进一步提高鱼腥草注射液安全性和质量可控性，减少不良反应的发生，李连达院士建议应进行以下多环节、多方面的研究。

（1）加强基础研究。鱼腥草制剂各药效成分的作用分别是什么、引起不良反应的是药物成分还是药用辅料、引起不良反应的类型是什么、制剂现行质量标准是否合理等基础研究尚不全面，因此要对鱼腥草注射液进行全面系统的研究，加大基础研究以提高注射剂质量，减少不良反应发生。

（2）加强鱼腥草注射液药材和药剂生产的标准化。虽然部颁标准要求注射剂的药材是鲜鱼腥草，但鱼腥草的栽培品种和生产过程各有不同。因此，在鱼腥草注射液生产过程中，要严格遵守鱼腥草生产质量管理规范和生产技术标准化流程，对现行药材的采收季节等做更加细致具体的规定，进一步提高药材质量，做到药材质量可控，在原料环节预防不良反应的发生；同时，要严格遵守药品生产质量管理规范。

（3）合理用药。中药注射剂作为一种新型的中药，制备工艺及用药途径和传统中药不同，因此在临床用药上应先辨证、后用药，使用者要明晰用药剂量、浓度和用药注意事项，尽量减少联合用药，平常积累用药经验，做到合理用药。

（4）加强上市再评价。重视药品上市后的再评价，对注射剂的安全性、药物组成、制备工艺、质量标准、功能功效和风险评价等各个环节进行再评价，可以更好地为药物最佳疗法提供咨询，指导和规范临床合理用药，从而减少产生质量问题以及不良反应的不确定因素。

（5）一旦注射剂被停产后，应抓紧研究，改进原料、辅料及生产工艺，以达到提高安全性、有效性及质量标准，争取早日顺利生产，确保临床安全用药。

⊡ 鱼腥草注射液二次研究的具体措施

因产品质量参差不齐、基础研究薄弱以及临床不合理用药等各方面的因素，导致鱼腥草注射液出现严重不良反应。但鱼腥草注射液在抢救危重、难治患者或者治疗有胃肠道疾病患者方面有重要作用，且具有价格低廉、不易产生耐药性等优点，在临床上仍不失为一种有使用价值的注射剂。因此，应加大研究力度，提高产品质量与安全性，争取早日恢复生产与应用。

李连达院士建议要抓紧启动研究工作。研究目标很明确，就是要控制过敏性休克、控制急性死亡，这是首要目标。尽管鱼腥草类注射液可能有多方面的不良反应，但是首先要解决的关键问题，是急性死亡问题。在这个问题上要把"三关"，如果能把住这三关，就可以防止死亡发生；或者是三关不能都把住，哪怕有一关能把住，也可以大幅度地降低死亡率。

第一关：找出致敏原。鱼腥草注射液最严重的问题是过敏性休克致急性死亡，因此必须解决致敏原的问题。但是遗憾的是，到今天为止，仍不知道确切的致敏原是什么。所以第一关是把致敏原找出来，谁是罪魁祸首，谁是帮凶，谁是疑犯，并加以控制、消除。第二关：改进致敏试验方法，提高致敏性检测的准确率。每个药厂在产品出厂前都要做致敏试验，所有安全性试验（致敏性试验、致热试验、刺激性试验、溶血试验）都要做。但目前致敏试验方法太粗糙，灵敏度太低，有些药明明有致敏原，却查不出来。所以第二关就是要提高致敏试验的灵敏度，建立一些快速灵敏的检测方法，确保这些有问题的注射剂产品不能出厂，要就地封存或销毁。第三关：保证临床合理用药，防止死亡。

要想全面控制鱼腥草注射液（包括其他中药注射剂）的过敏性休克、急性死亡等不良反应，需要把控三关，必须突破这三关，方能确保中药注射剂的安全。为此，李连达院士曾积极建议科技部能够将此研究列入重点项目，也曾向卫生部、国家中医药管理局和国家食品药品监督管理局提出建议。科学研究是解决问题的基础，科研跟不上，仅仅靠着行政措施，靠着一些权宜之计，短时间可以，要彻底解决问题，还是应当把科研赶快搞上去。

（1）寻找致敏原。致敏原大概有以下几类物质：①有效成分及其降解产物可能是致敏原。鱼腥草素制备过程最后一道工序是高温灭菌消毒，目前已经发现，高温消毒的过程中可以使鱼腥草素发生降解，形成聚合物，而这个聚合物是很强的致敏原。②蛋白质。异性蛋白进入静脉里面会引起过敏性休克。③鞣质、草酸盐。④树脂。提取过程中用大量的树脂，一些残存物也有可能引起过敏性休克。⑤钾离子、重金属和农药残留物也可能是引起急性死亡的原因。钾离子浓度过高，进入体内可引起急性心脏停搏。虽然钾离子不是致敏原，但它是急性死亡的一个重要原因。⑥其他重金属。⑦不溶性的微粒。有些中药注射剂，放置以后，里面有小的颗粒，颗粒过大、过多也可以造成急性死亡。⑧与西药同用。这是引起不良反应的更重要的原因，现已发现的死亡病例，绝大多数是中西药并用，这种并用和口服药联合用药不一样，西药和中药发生化学反应，有些形成盐类，出现结晶、沉淀，或者形成一些新的不明物质，这些是造成死亡的最重要原因，而这种原因在临床上还没有引起足够的重视。有人认为，一个注射瓶里先滴注中药注射剂，中药注射剂滴注结束，再滴注西药，这样分段走，中西药不碰头，就可以防止过敏性休克，这是不对的。因为注射瓶以及输液管道里，虽然肉眼看到中药注射剂滴注结束，但是里面还有残存的中药，而且这些中药在血液里边要停留几个小时。那么，在这种情况下，把抗生素注射剂加进去，它们在输液瓶里可能不相遇，但进入体内后也会相遇，进而发生反应。所以，中西药同时进行静脉输液是造成死亡的一个重要原因。

急性死亡的原因很多，但是究竟是哪一种，哪个是主谋，哪些是帮凶，现在不清楚，需要研究。第一要确定致敏原，第二要有检测方法，第三要确定致敏原或者有害物质的限量标准（现在我们只有有效成分的限量标准和有毒有害成分的限量标准，但是没有致敏原的限量标准），第四要消除致敏原。

（2）改进动物模型及检测方法。改进原有的致敏实验方法，提高灵敏度，减少漏检及检测结果假阴性；建立新的实验方法及快速灵敏的检测技术。过去的实验方法是以豚鼠整体动物为主，今后要在细胞水平、分子水平，从分子免疫学角度找到更敏感的方法；同时还要进行急性死亡其他因素的研究，比如说急性溶血可以造成死亡，急性凝血、血小板凝集发生DIC（弥散性血管内凝血）可以导致死亡，中毒性休克也可以造成急性死亡。所以在控制急性死亡的时候，首要考虑的是过敏性休克，其次是其他原因。

（3）明确临床合理用药。包括以下几方面：第一，流行病学调查。

对于已经发生严重不良反应甚至死亡的病例，必须进行回顾性分析，从里面找到规律，确定药物的适应证、禁忌证以及使用注意事项。用药剂量、浓度、给药速度、疗程等都要控制。此外，对于特殊人群，比如有心肾疾患、过敏体质的人以及孕妇等均不能用。要通过流行病学调查把这些问题进一步搞清楚。第二，建立临床过敏试验。有人建议在临床上做皮试，就像青霉素做皮试一样，如果出现过敏反应，皮试阳性的，这个患者就不要用鱼腥草注射液。有人做过研究，比如说清开灵注射液及黄芪注射液，用这种办法大幅度降低了不良反应的发生率。这种方法对鱼腥草注射液是否适用，皮试或者皮肤斑贴实验能否预测患者可能出现的过敏反应，进一步防止过敏性反应特别是过敏性休克的发生，这些需要进行研究。第三，修改说明书。要把鱼腥草注射液可能出现的不良反应、毒副反应以及可能出现的各种问题等写清楚；将用药时应该注意的问题，不能和西药同时输入等问题，在说明书上做出警示性的提示，警告使用者应该注意的一些问题。

鱼腥草注射液生产工艺上的不规范和缺乏严格的国家质量标准、特别是增溶剂选用不合理等问题，是发生严重不良反应的重要原因。国内近200家制药企业重复生产，产品的质量参差不齐，杂质检测不合格，有毒有害致敏物质严重超标等原因也会造成不良反应的发生。

为防止鱼腥草注射液不良反应的发生，李连达院士建议工作的重点应该从多环节入手。

首先，应建立严格的鱼腥草注射液国家生产标准。原料、辅料的质量控制应得到充分的重视。原料药的产地、采收、精制、纯化、制剂等环节的质量标准要严格控制。在提取、纯化、加工、灌封、贮存、运输及内外包装等方面消除一切致敏原和有毒有害物质以及农药、重金属及细菌、毒素生物源物质等一切内、外源性污染。目前多方认为辅料吐温80是诱发类过敏反应的主要物质，今后应逐步限制、禁止其在中药注射剂中的使用，优选安全、有效、合法的注射级药用辅料势在必行。积极开展更新换代的新鱼腥草注射液研究取代原鱼腥草注射液研究，提高药品质量安全性、有效性，使之达到当代注射剂水平，确保用药安全。

其次，加强鱼腥草注射液上市后的再评价工作。评价内容主要包括制剂安全性、有效性、处方的合理性、工艺的科学性、质量的可控性、标签说明书的规范性等方面，对鱼腥草注射液风险效益进行综合分析，稳步推进鱼腥草注射液再评价工作，为其长远发展提供依据。

最后，提高临床合理用药的意识。医护人员应详细了解患者的用药史、过敏史，规范药物合理配伍、稀释过程，严禁多种药物混合注射，加强护理工作和不良反应事件的申报及处理能力，为鱼腥草注射液临床安全应用提供保障。

□ 增溶剂聚山梨酯-80致敏性研究

聚山梨酯-80自身是一种混合物，对亲脂性药物有较好的增溶作用，在制备难溶性药物制剂时常被用作增溶剂、乳化剂和稳定剂等。但聚山梨酯-80成分复杂，难以控制，且具有一定的药理活性和不良反应。

目前，我国中药注射剂中广泛使用聚山梨酯-80作为增溶剂，对各种难溶性中药成分均有较好的增溶效果。中药注射剂使用聚山梨酯-80是增加药物溶解度、维持药液澄明度稳定的重要措施。研究表明，在国家食品与药品监督管理局网站上查到的128种中药注射液中，有24种在部颁标准中明确标明含有聚山梨酯-80，30种明确不含有聚山梨酯-80，情况不明者74种（包括未查到质量标准者62种，在质量标准中未注明辅料者12种）。在没有明确标明含有聚山梨酯-80的中药注射剂生产厂家中，有的厂家加入聚山梨酯-80而未说明，这更需要加强安全性检测。

聚山梨酯-80作为一种常用增溶剂在以鱼腥草注射液为代表的多种中药注射剂中均有使用，而随着中药注射剂安全性问题的日益凸显，聚山梨酯-80的静脉用药安全性也受到质疑。根据部颁标准，鱼腥草注射液中的添加的辅料聚山梨酯-80含量高达0.5%。研究表明，聚山梨酯-80

含量在0.1%或以下时，家兔静脉注射及体外实验均不发生溶血，但含量达到0.25%时，体外实验开始出现溶血，体内溶血现象则在静脉注射的5天后出现。

通过提高聚山梨酯-80的质量、寻找聚山梨酯-80的安全浓度范围和用量，在保证其增溶效果的同时避免溶血作用、过敏及类过敏反应的发生，是吐温80研究的重点内容，也是决定聚山梨酯-80是否可以继续用于中药注射剂的关键所在。

在李连达院士指导下，通过系列实验研究证实，聚山梨酯-80是导致鱼腥草注射液临床严重不良反应的主要原因，聚山梨酯-80的致敏性与产品有关且有明显量效关系。提高聚山梨酯-80质量，并将注射剂中聚山梨酯-80的使用浓度限定在0.3%及以下，可以在保证其增溶效果的同时，有效地避免溶血、类过敏反应的发生。考虑临床上老年患者及易敏人群等特殊情况的存在，在使用含有聚山梨酯-80的注射剂时，仍有一定风险，需提高警惕，不可大意。

☐ 注射用辅料羟丙基-β-环糊精致敏性研究

对于中药注射液增溶剂的选择，关键要考虑三方面：①增溶效果；②安全性；③是否会和药物发生相互作用，对有效物质的药理（药效、药代）及安全性方面产生负面的影响。通过实验研究，在中药注射剂中广泛使用的增溶剂聚山梨酯-80及其替代研究方向，来寻求适用范围更加广泛的或具有专属性的、更安全的新型增溶剂，是中药注射剂基础研究的重要方面。

鉴于聚山梨酯-80的安全性，李连达院士带领课题组另辟蹊径，选用增溶效果好、稳定，无明显毒性、致敏性及溶血性的羟丙基-β-环糊精作为鱼腥草注射液的增溶剂，并进行了系列研究，结果证实，羟丙基-β-环糊精可以作为聚山梨酯-80的替代品，用于中药注射剂的增溶剂。

作为中药注射液的增溶剂，羟丙基-β-环糊精优于聚山梨酯-80。

绝对安全无毒的药品及药用辅料是没有的，只能选用相对的更安全更好的药用原料及辅料。羟丙基-β-环糊精不是绝对无毒、无不良反应的辅料，但与聚山梨酯-80相比，它是更安全、更好的中药注射剂的药用辅料。

目前，国内还没有采用羟丙基-β-环糊精的中药注射剂上市品种。还不可能将所有含聚山梨酯-80的中药注射剂全部换用羟丙基-β-环糊精，事关几十个注射剂产品，数百家生产企业及几十万产业工人的生存，对社会稳定和经济影响是必须慎重考虑的问题。

（王志国）

第六节
三氧化二砷的学术争论

三氧化二砷的古代应用及近代发展

《三氧化二砷的古代应用》

三氧化二砷（As_2O_3）俗称砒霜（又名白砒），为砒石经升华而成的三氧化二砷的精制品，其作为药物使用最早在《黄帝内经》中有记载，自《雷公炮制论》记载以来，已有1500年的药用历史。《本草纲目》中记载："其药性峻猛，辛，大热，有大毒，归肺、肝经。"传统认为砒霜有祛痰止哕、截疟、蚀腐、杀虫等作用，用于治疗寒痰哮喘、疟疾、休息痢、梅毒、痔疮、瘰疬、走马牙疳、癣疮、溃疡腐肉不脱等。除上述作用外，砒霜还有软坚散结之功，在《本草蒙筌》中记载砒霜有"溃坚磨积"作用。含有砒霜的多个方剂已广泛应用于瘰疬、鼠瘘、瘿瘤、癣、噎膈、翻花瘤等癥瘕积聚病证，这些病证与现代恶性肿瘤的表现十分相似。

〖 三氧化二砷的近代发展 〗

到了近代，中外科学家均有使用砷制剂治疗白血病的历史。1865年Lissauer用亚砷酸钾（氧化砷的碱溶液，Fowler氏液）治疗慢性白血病，由于不良反应大未得到承认和推广。波士顿市立医院曾在1878年、1931年、1937年报告使用Fowler氏液治疗白血病。

在我国，砷制剂的抗肿瘤作用受到多位学者的关注，早在20世纪60年代，我国血液病专家便开始使用砷的硫化物治疗白血病，如西苑医院的周霭祥教授用青黄散（青黛、雄黄）治疗白血病，并报告青黄散治疗急性早幼粒细胞白血病能获得完全缓解，患者可长期存活达20年。其后国内很多报告青黄散治疗白血病有效。此外，颜德馨教授在1964年用复方雄黄"55方"（由雄黄、牛黄等组成）治疗白血病，于同年10月发表"中药'55粉'治疗白血病疗效的初步观察"。

20世纪70年代起，哈尔滨医科大学的韩太云、张亭栋医师等根据民间验方制成"癌灵一号"（复方亚砷酸制剂，内含砒石和轻粉，其中每毫升溶液中含As_2O_5 1mg和氯化亚汞0.01mg）开始用于治疗白血病和其他肿瘤；此后经过多位科学家的研究探索，最终确定单独使用三氧化二砷治疗白血病。陈竺院士及陈赛娟等专家对三氧化二砷治疗急性早幼粒细胞白血病（APL）作用机制作了系统的研究，结果发表于*Blood*杂志上，得到了国内外学术界的高度认可，并因此获得了美国癌症研究基金会的Albert Szent-Györgi奖，此后这个药在世界范围推广应用，先后被SFDA和FDA批准为治疗复发和难治型APL的首选药物。

三氧化二砷学术争论的起因

2013年1月7日，李连达院士在科学网个人博客中发表了一篇名为《中国人的骄傲》的博文，在文中，他写道："砒霜制剂治疗白血病问题，早在两千年前我国已经对砒霜的药用价值及毒性有一定认识。在古人经验基础上，近代科学家又进行了深入的研究，发现砒霜（三氧化二砷）及青黛、雄黄（三硫化二砷）组成的"青黄散"可以治疗白血病，其后进一步将砒霜精制成三氧化二砷制剂，又经一系列制剂学、药理毒理学及大量临床试验，证实对白血病确实有疗效，陈竺院士及其夫人等专家对其作用机制作了高水平的研究并有重大发现，得到国内外学术界的公认，使这个药在世界推广使用。"（http：//blog.sciencenet.cn/blog-715370-650492.html）

李连达院士认为三氧化二砷制剂是在总结前人实践的基础上，经过当代科学家的努力研制成功的有效药物，从头到尾全都是中国人的贡献，是中国人对人类的贡献，李连达院士在文章中表达了作为一名中国人骄傲的心情。

但是，此篇有感而发的博文在中国的医药学界引发了一场关于三氧化二砷的学术讨论。

三氧化二砷学术争论的焦点问题——关于砷制剂治疗白血病，谁是最大功臣？

砷制剂可以治疗白血病，毋庸置疑，然而谁是最大功臣，对于这个问题饶毅教授与李连达院士有不同的看法，对于它的不同回答也是这次辩论的焦点。饶教授在博文《医药界是否该为"中国人的骄傲"而脸红？》（http：//blog.sciencenet.cn/blog-715370-650835.html）中列举了张亭栋从20世纪70年代开始发表的大量文献（附目录），指出发现砒霜治疗白血病的最大功臣非张亭栋莫属。

李连达院士则表示"本人不是医史学家，知识有限，没有能力做出准确判断，误判将会引起'最大功臣'之争，甚至像青蒿素争论三十年，影响学术界的团结"，只能提出："在古人经验基础上，近代科学家进行了深入的研究，发现砒霜及青黄散可以治疗白血病，这里的'近代科学家'包括周、颜、张等所有'功臣'，并未埋没张亭栋等专家。"

"至于谁是'最大功臣'，谁是第二、三、四'功臣'，如能调查清楚、准确判定、论功行赏，当然是好事，但若情况复杂，难于准确判断，则不必强求，不要再掀起争当'最大功臣'的争论，再争上30年。这些专家中任何一位专家评为'最大功臣'我都同意，只要是中国专家对人类做出杰出贡献，都应为之欢呼、祝贺。"（http：//blog.sciencenet.cn/blog-715370-650835.html）

对于这场争论的焦点人物——张亭栋教授个人贡献的评价，李连达院士认为尚有疑问，需要商榷。他在博文《与饶毅教授再商榷》中写道："张亭栋教授的两大贡献是：①首先确认三氧化二砷是"癌灵一号"注射液的有效成分；②首先确认三氧化二砷是治疗早幼粒白血病（APL）的有效药。但未说明是如何确定的。"以下是李连达院士根据张教授发表文章进行的分析。

张教授1979年临床报告55例白血病，单用"癌灵一号"者23例，用"癌灵一号"加其他中药及西药（化疗药）的32例，根据这些病例首先确认三氧化二砷是"癌灵一号"的有效成分，并对早幼粒白血病（APL）有效。"癌灵一号"是多种药物组成的复方，又有半数以上病例加用其他中药及西药（化疗药），从多种药物治疗的效果中确定某一成分是有效成分，十分困难。必须做两方面研究工作：拆方比较药理学实验研究，设5个组：①癌灵一号组，②三氧化二砷组，③轻粉组，④其他中药组，⑤西药（化药组），研究结果须证实①、②两组疗效相当，其他三组无效或疗效甚微，而且其他中西药对三氧化二砷无协同增效作用，才能确认三氧化二砷是治疗白血病的有效成分。临床分组对照观察，也应设5组，如果做不到，至少应设两组：①癌灵一号组，②三氧化二砷组，结果必须两组治疗白血病（APL）的疗效相同，甚至②组优于①组，才能确定三氧化二砷是有效成分，并对早幼粒白血病（APL）有效。

根据饶毅教授三次提供的详尽的有关文献资料，张教授在1973、1974、1979、1981、1984、1988、1991、1992、1996及1998年发表的10篇文章，都是用"癌灵一号"治疗白血病的临床研究，没有一篇是用三氧化二砷治疗白血病的临床报告，未见到以下重要文献：①"癌灵一号"的拆方比较，确认三氧化二砷是有效成分的实验报告；②"癌灵一号"的分组对照，确认三氧化二砷是有效成分的临床报告；③三氧化二砷注射液的药理学、毒理学研究报告。④用三氧化二砷注射液治疗早幼粒白血病（APL）的临床报告。（http：//blog.sciencenet.cn/blog-715370-661269.html）

在进行大量的文献调研后，李连达院士发现，国内最早在临床上应用三氧化二砷治疗白血病的是辽宁省朝阳市人民医院儿科医生，文章发表于1972年辽宁抗癌战讯上，题目是《砷剂合并化疗治疗白血病体会》，文中报道了使用三氧化二砷注射液治疗儿童白血病16例，收到良好的治疗效果。这是我国首次应用三氧化二砷治疗白血病的临床报道。比张鹏等人于1995年的报道早了20多年。

因此，张亭栋教授的两大贡献是根据复方"癌灵一号"全方治疗作用的主观分析和经验判断，而不是根据对三氧化二砷的试验研究或临床研究获得的科学研究结果和可靠数据。至此，可以肯定三氧化二砷注射液治疗早幼粒白血病（APL）是我国多位科学家对人类的重大贡献。（http：//blog.sciencenet.cn/blog-715370-661269.html）

参考文献

［1］张亭栋，张鹏飞，王守仁，等."癌灵注射液"治疗6例白血病初步临床观察. 黑龙江医药，1973（3）：66-67.

［2］哈医大一院中医科，哈医大一院检验科. 癌灵1号注射液与辨证论治对17例白血病的疗效观察. 哈医大学报，1974（2）：25-30.

［3］荣福祥，张亭栋.急性粒细胞性白血病长期存活2例报告. 新医

药学杂志, 1979（6）: 31-34.

［4］张亭栋, 荣福祥. 癌灵一号注射液与辨证论治治疗急性粒细胞型白血病. 黑龙江医药, 1979（4）: 7-11.

［5］癌灵一号结合辨证施治治疗急性粒细胞型白血病73例临床小结. 黑龙江中医药, 1981（4）: 28-30.

［6］张亭栋. 谈谈中西医结合临床科研设计中的几个问题. 中西医结合杂志, 1982（2）: 180-181.

［7］张亭栋, 李元善. 癌灵1号治疗急性粒细胞白血病临床发现和实验研究. 中西医结合杂志, 1984（4）: 19-20.

［8］李元善, 张亭栋, 王兴榕, 等. 癌灵1号注射液对人肝癌细胞杀伤动力学研究. 肿瘤防治研究, 1988（15）: 1-3.

［9］孙鸿德, 马玲, 胡晓晨, 等. 癌灵1号结合中医辨证施治急性早幼粒白血病长期存活16例报告. 中医药信息, 1991（6）: 39-41.

［10］孙鸿德, 马玲, 胡晓晨, 等. 癌灵1号结合中医辨证治疗急性早幼粒白血病32例. 中国中西医结合杂志, 1992（12）: 170-171.

［11］张鹏, 王树叶, 胡龙虎. 三氧化二砷注射液治疗72例急性早幼粒细胞白血病. 中华血液学杂志, 1996（17）: 58-60.

［12］张亭栋. 含砷中药治疗白血病研究—谈谈癌灵1号注射液对白血病的治疗. 中国中西医结合杂志, 1998（18）: 581.

［13］张鹏, 王树叶, 胡龙虎, 等. "713"治疗急性早幼粒细胞白血病117例临床观察及机制探讨. 哈尔滨医科大学学报, 1995, 29（3）: 243

三氧化二砷学术争论中涉及砷制剂治疗白血病的几个关键问题的回答

李连达院士在《关于砒霜与白血病回答几个问题》博文中对几个涉及砷制剂治疗白血病的关键问题做了非常详细的解答。

谁最先确认"砒霜注射液"、亚砷酸、三氧化二砷治疗白血病有效？

正确地讲国内外至今没有真正的"砒霜注射液"。只有亚砷酸注射液（或三氧化二砷注射液），因为"癌灵一号注射液""砒霜注射液""三氧化二砷注射液"及"亚砷酸注射液"等，都是用化学原料亚砷酸配制而成，没有任何一个是用中药砒霜配制而成的，也没有一个是用中药砒霜提取精制而成的。正确的名称是国家食品药品监督管理总局批准的"亚砷酸氯化钠注射液"及"注射用三氧化二砷"，没有批准为"砒霜注射液"的产品。

那么是谁最先确认亚砷酸（三氧化二砷）注射能治疗白血病的？是150年前的Lissaure（1865年）用Fowler氏液治疗白血病有效。Fowler氏液也是用化学原料亚砷酸配制而成（又称"三氧化二砷注射液"，有人误称为"砒霜注射液"）。波士顿市立医院曾在1878年、1931年、1937年报告Fowler氏液治疗白血病，其后国内外都有使用该药治疗白血病及银屑病（牛皮癣）的报告。1958年哈尔滨医科大学临床内科教研室关继仁医生在《黑龙江医学》杂志发表"白血病49例临床分析"一文，报告其在1950～1956年治疗49例白血病，其中7例单用Fowler氏液治疗。较张教授1973年首次报告用癌灵一号注射液治疗白血病并确定三氧化二砷是有效物质早23年。另有王纫卿报告3例急性白血病性心包炎，其中1例用Fowler氏液治疗有效（中华内科杂志，1960）。

谁最先制成亚砷酸（或三氧化二砷）注射液？

国内最先研制生产所谓"亚砷酸注射液"的是2008年国家食品药品监督管理局批准北京双鹭药业公司生产"注射用三氧化二砷"，2010年又批准哈尔滨医大药业有限公司生产"亚砷酸氯化钠注射液"。国外最先研制生产亚砷酸注射液（Fowler氏液）早于1865年。

〖 亚砷酸（或三氧化二砷）是重大创新药吗？ 〗

"创新药"的标准是新成分、新结构、新疗效、新作用机制的新药，"重大创新药"是临床应用有重大价值的"创新药"。依此标准，如果用中药砒霜提取精制而成的注射液，属于老药新用，如同青蒿素是用中药青蒿提取精制而成，都有重大临床应用价值，都是重大创新药。但亚砷酸注射液不是新成分、新结构、新疗效，不是用中药砒霜提取精制而成，与Fowler氏液一样都是用化学原料亚砷酸配制而成。其化学成分、质量标准、治疗作用、适应证及作用机制都相同，而且Fowler氏液早于张教授的亚砷酸注射液百余年，国内在张教授同一单位工作的哈尔滨医大临床内科教研室的关继仁医生自1950年起已用它治疗白血病，因此亚砷酸（三氧化二砷）注射液，有可能是Fowler氏液的仿制药。

〖 亚砷酸（三氧化二砷）注射液是来自民间验方，自主创新，还是仿制Fowler氏液？ 〗

张教授从民间医生获得的验方是砒霜等中草药的口服药，不是注射剂，也不是化学原料亚砷酸。为何在未进行实验研究和临床治疗白血病之前，就大胆确定用亚砷酸（三氧化二砷）代替中药砒霜，用注射液代替口服药，制成癌灵一号注射液？说明张教授在进行临床治疗白血病之前已经明确亚砷酸（三氧化二砷）是主要有效成分，而且可以注射，而不是临床治疗6例白血病之后才确认三氧化二砷是治疗白血病的有效物质。事实上，张教授于1973年的6例白血病观察，用的是复方癌灵一号注射液，又都加用西药化疗药，无法确认哪一种药或哪一个成分是有效物质，无法排除其他中药、西药（特别是化疗药）的作用，不可能确定三氧化二砷是有效成分，而且在观察这6例之前早已知道三氧化二砷是有效成分。因此所有注射液（癌灵注射液、癌灵一号注射液、三氧化二砷注射液等）都是用亚砷酸做原料配制而成，没有一个用中药砒霜或砒霜提取精制而成。（http：//blog.sciencenet.cn/blog-715370-659646.html）

‖三氧化二砷学术讨论的结果——尊重事实、尊重科学，推进学术讨论的健康发展‖

这场辩论双方都以摆事实讲道理为主，以尊重事实、尊重科学、尊重对方为原则，在良好的学术气氛中进行深入、全面的讨论。通过讨论增加了知识，提高了认识，建立了学术讨论健康和谐氛围。

这次讨论有相同的看法，也有不同的观点，获得一致看法的是张教授在"癌灵一号"研究中有重大贡献，是"关键贡献者""最大功臣"。未能取得一致的看法是：对于三氧化二砷治疗白血病研究中张亭栋教授个人贡献如何评价，李连达院士认为证据不足，有待进一步证实。此外关于亚砷酸与砒霜的关系，还有不同看法，化学原料三氧化二砷可代用中药砒霜，但不等于中药砒霜。有关学术问题的情况与事实基本清楚，只是看法和评价不完全相同，应当求同存异。两位在专业领域内有重要影响的学者在互相尊重的基础上进行了严肃认真的讨论。没有恶语伤人，没有恶意攻击，没有把学术之争变成人身攻击，树立了良好的学风。

（李玉娟）

第七节
保障医务人员合法权益

英国《金融时报》称中国医生不属社会精英，因为中国医生低薪高压，屡遭暴力伤害。在多数西方国家，医生是社会的精英人物，不仅具有很高的社会地位，而且有可观的经济收入。而在中国，情况完全不同，医生不仅低薪高压，而且暴力伤医事件愈演愈烈，医生的合法权益遭受了极大的侵害。对于医患纠纷，一些公众和媒体往往站在患者的角度，认为医务人员一直是"高收入""道德败坏"的形象，很少有人想到医务人员的权益保障问题。

李连达院士作为一名公众知识分子，一名敢于仗义执言的学者，对于中国医务人员合法权益遭受的侵害的现状，他敢于站出来替医务人员讲话，提出要保护医务工作者的合法权益不受侵害，并从多方面分析了造成这种状况的原因及解决的办法。从国家的医疗政策、法律法规，到媒体的推波助澜，李连达院士都提出了自己的观点。

中国医生状况堪忧，合法权益屡遭侵犯

医务工作者被誉为"白衣天使"，曾经被认为是一种光荣而神圣的职业。然而近年来，由于各种因素，中国的医务工作者的状况却每况愈下，已经不是以前被认为的神圣职业。中国医生生存状况堪忧。

【社会地位低下】

医生这一职业曾经被认为是光荣而神圣的职业，被誉为"白衣天使"。然而今天，医生已经被认为是一种高危工作，越来越多的医务工作者遭受到辱骂甚至暴力伤害，医院场所暴力伤医事件屡屡发生，特别是恶性伤医事件愈演愈烈。据中国医师协会公布的《医院场所暴力伤医情况调查报告》显示：中国医院场所暴力伤医事件逐年递增，每年每所医院发生的平均数从2008年的20.6次上升到2012年的27.3次。调查结果显示，医务人员躯体受到攻击、造成明显损伤事件的次数逐年增加，发生医院的比例从2008年的47.7%升至2012年的63.7%。每年发生次数为6次及以上伤医事件的医院比例，从2008年的4.5%升至2012年的8.3%，将近两倍。

在伤医事件的原因中，治疗效果不满意成为施暴的主要原因，80%的施暴者因对治疗效果不满意而使用暴力，表现最明显的即对不可治愈疾病和高风险疾病的过高期望，在无法达到病患预期治疗目标时产生暴力倾向。李连达院士在文章中多次疾呼："在和平的年代，他们倒在救死扶伤的岗位上，不是牺牲在敌人的屠刀下，却牺牲在被他们救死扶伤的患者手下，何其悲惨！何等残忍！"

【 法律地位低下 】

我国法律规定，在医疗侵权诉讼中，举证责任实行的是"举证责任倒置"，即因医疗行为引起的侵权诉讼，由医疗机构就医疗行为与损害结果之间不存在因果关系及不存在医疗过错承担举证责任。这种立法是以医务工作者为强势群体，患者为弱势群体的角度制订的。"举证责任倒置"忽视了医患法律关系中当事人之一的医务人员的权利及其保护，这是我们立法的制度和设计中的重大缺陷。因此，一旦发生医患纠纷，医院及医务工作者首先就处于不利的地位。而有些医生为了避免可能出现的法律责任，往往需要增加各种检查项目，留足证据，以备将来可能发生纠纷时举证之用。这种做法虽然保护了医务工作者，但增加了患者的负担，使患者认为医生胡乱开出一些没有必要的检查，从而加重医患关系的紧张，形成了恶性循环。

【 经济地位低下 】

在国外，医生属于社会的精英阶层，作为一名医生是值得炫耀的，其不仅具有很高的社会地位，也是一项高薪工作。然而英国《金融时报》称：中国医生不属于社会精英。在中国，医生是一项低薪高压的工作，不仅工资及福利待遇低，而且工作强度高、压力大，身体状况堪忧。因此，大多数孩子家长不愿让孩子学医，而医学院校每年培养的医学生只有少部分走上医生的岗位。李连达院士就曾经指出："大型医院医生、护士劳动强度非常大，工作连轴转，甚至24小时无休，这样的工作强度使得医务人员自身的健康水平在下降。"同时，医护人员的福利待遇在世界的排名也是落后的。中国医生平均年薪为1.6万美元，而美国医生平均年薪为20万美元，相差悬殊。李连达院士曾发表博文称"在中国，看猴比看医生贵"。

中国医疗现状的原因

〖 医疗体制导致医务人员社会地位下降、医患关系紧张 〗

李连达院士指出："中国医生恶劣的工作环境是第一次医改留下的后遗症。"医疗卫生体制改革后，由于国家投入的医药卫生事业经费严重不足，将医院推向市场，政府对医院的补助越来越低，只占医院支出的10%。医院为了维持生存和发展，不得不将90%的经济负担转嫁给患者。用市场的观点来看，实际上是把医疗技术和医疗服务当成产品出售给患者，而患者付出钱，得到相应的医疗服务。

第二次"医改"后，国家增加了经费投入，改善了全民医疗保健工作。新型农村合作医疗制度、城镇职工医疗改革和医药卫生制度改革的实施，使状况得到一定的改善。但是，城镇医院的经费补偿仍未解决。一方面强调医院是公益事业，另一方面将医院推向市场，使其商业化、自负盈亏。医院进入市场后，许多人对自己要花钱看病感到不适应，觉得难以承受。同时对医疗期望值却增高，稍有不满意就投诉、大闹，这是医患关系日趋紧张的重要的社会原因。

〖 医学领域的不确定性原因 〗

随着现代医学的不断进步，医学研究取得了很多可喜的成果，解决了不少医学难题。但医疗领域充满着很多不确定的因素，很大一部分疾病至今还没有找到有效的治疗途径，因此，一些抢救无效的情况还是会不可避免地发生。而患者认为我付了钱，医生就应该给我把病治好，没治好就是医生的责任。因此，很多患者及家属对医疗期望值过高，当心中不满意或在亲属死亡时行为冲动，辱骂、侵犯医务人员，这是不理性的极端行为，更是对医师基本人格的不尊重。

〖媒体的不当宣传报道〗

李连达院士指出："媒体应该实事求是，正确报道有关医疗卫生工作，促进医患关系正常化。有利于医患团结、亲如一家的话多讲，不利于医改、不利于改善医疗保健工作的话应该尽量少讲。"而现在有些媒体认为患者为弱势群体，更愿意对于医疗纠纷和事故进行炒作，使医院成了社会关注的热点、焦点。其结果是使患者不信任医院和医生，产生对医生的戒备心理，进院后稍不满意就吵闹、打砸，甚至集结医闹大闹医院。因此，有些媒体在破坏医患团结、煽动对立、激化矛盾、扩大事态方面起到了一定的推波助澜的作用。

〖患者对医务人员的不正常心理及医闹的鼓动作用〗

随着医院被推向市场，在很多患者心中，医疗手段已经由以前的救死扶伤的手段转化成了医院挣钱创收的手段，医疗过程也成为一种纯粹的金钱买卖关系。同时，网络媒体的发展也使患者对一些医学知识及常识一知半解，维权意识却又异常强烈。在进入医院之前就对医院和医生存在一种戒备心理，一旦病情不见好转或恶化，就认为是医疗事故。同时，在社会上专业"医闹"的鼓动下，大闹医院，甚至打骂医务工作人员。

〖个别医生职业道德及素养不高〗

一直以来，医务工作者被誉为"白衣天使"，治病救人是医生唯一的目标，无怨无悔地日夜守护人民群众的生命健康是他们的使命。然而，在市场经济条件下，有些医务人员的价值取向逐渐发生改变，心理产生不平衡，此时药品制造商适时地为医务人员追求高收入起了推波助澜的作用。加上财政转移支付越来越少，医院为了求得生存和发展，也不得不遵循市场经济规律。医患双方由于经济利益"冲突"而关系紧张。

保障医务人员合法权益、缓解医患关系的措施

〖保障医务人员合法权益、缓解医患关系关键靠医改〗

中国医务工作者及医院的现状从根本上说与我国的医改具有密切关系。李连达院士提出：改善医患关系和医务工作者状况的关键靠医改。他指出：由于医改工作的复杂性、艰巨性，因此不能急于求成，不能在最短时间内解决多年积累的全部难题，特别是"看病难""看病贵"和"医患关系紧张"三大难题，这也是群众最关心，也是最难解决的难题；能否彻底解决这些难题，关键在于医改，"治标"措施可以较快的暂时性的解决部分问题，而"治本"措施才能从根本上彻底解决这些难题，"治本"措施就是医改。因此，李连达院士在多次在推进医改进程中献言献策，积极参与国家医改。

然而，随着我国医改的逐步推进，为什么一方面是医药卫生工作取得重大进展和成绩；而另一方面群众最关心、最有意见、最要求解决的问题，医改五年至今没有解决？对此，李连达院士也提出了自己的建议：

（1）医改的目的是确保全国人民健康，人人享有医疗保健。特别要重视广大农民及城镇贫民的医疗保障问题。

（2）把卫生系统全面"推向市场"，所有医疗机构"商业化"，不是医改的方向。公立医院应为公益事业，由国家及社会应承担主要责任。私立医院可以推向市场，成为带有商业性质的服务机构。

（3）预防为主，健全预防医学系统，加强防疫、应急系统的建设，并由国家及社会承担主要责任。

（4）国家投入增加，并建立完善的社会捐助制度。

（5）制定公立及私立医院的收费标准，健全公立医院的补偿制度，保护医务工作者的合法权益及合理的福利待遇。

（6）城镇医改应加强社区基层医疗机构的建设，支持医疗重点由大医院转向基层医院，限制超豪华型贵族医院的恶性发展。

〖 完善法律保障制度 〗

为确保医务工作者的合法权益，必须完善卫生法律法规，加快推进基本医疗卫生立法，明确政府、社会和居民在促进健康方面的权利和义务，保障人人享有基本医疗卫生服务。建立健全卫生标准体系，做好相关法律法规的衔接与协调。加快中医药立法工作。完善药品监管法律法规。逐步建立健全与基本医疗卫生制度相适应、比较完整的卫生法律制度。一方面要将医务工作者和患者放在平等的角度制订法律法规；另一方面要对暴力伤医和医闹等行为严格依法打击。严格、规范执法，切实提高各级政府运用法律手段发展和管理医药卫生事业的能力。加强医药卫生普法工作，努力创造有利于人民群众健康的法治环境。

〖 发挥媒体舆论引导的作用 〗

近年来，媒体报道往往把医生放在只追求经济利益、置患者生死于度外的"白眼狼"的地位，一旦出现医患矛盾更是会成为各大媒体争相报道的热点新闻，这样就造成公众对医务人员形象的误解。

媒体应该客观地报道医疗行业的真实情况。绝大多数的医务工作者都是认真负责的医生，媒体应该客观全面地报道，让大家有一个正确的认识。媒体应该实事求是，正确报道相关医疗卫生工作，促进医患关系正常化；而不利于医患团结、煽动对立、激化矛盾、扩大事态，甚至使之成为社会事件的宣传，以及不利于医改、不利于改善医疗保健工作的话应少讲，最好不讲。

结语

医务人员的合法权益正在遭受着侵害，而这种侵害又是由多种因素综合作用的结果，只有国家、医务工作者、患者共同努力才能改善这种状况，促使医患关系更加和谐。在完善医疗制度的前提下，医务人员自身也要提高医疗服务质量，重塑白衣天使的光辉形象。医生爱患者，患者尊重医生，互相关爱、互相信任、亲密团结，才能战胜共同的敌人——疾病，确保全民健康。这不仅是医药卫生界努力的方向，也应是全社会各方面、各领域努力的方向。

（李少春）

附：代表性文章

易被误解的医疗行为与急救措施

有些医疗急救措施的视频或照片被放到网上传播，造成群众误解，产生广泛的社会影响，甚至成为社会事件。应该认真了解事实、慎做结论，不可仅凭一张照片或视频，再加上文字渲染，而误解为严重事件。

（1）产妇难产或新生儿脐带绕颈，可致新生儿窒息。此时助产士或医生在紧急情况下，会倒提新生儿双脚，使其头朝下、脚朝上，并猛拍背部，使新生儿肺内及口鼻中的羊水流出，清理呼吸道，并给以强刺激使之"哇哇哭叫"，由此肺泡扩张，恢复呼吸。如果这个急救过程的照片或视频被放上网，群众会误认为医生"竟对新生儿下此毒手"；如果新生儿窒息过于严重，抢救失败，那么医生、助产士便会被误认为"杀人犯"。

（2）产妇生产过程中痔疮出血，如果医护人员紧急缝扎出血点，止血处理的视频或照片被放上网，会被误认为"缝肛门"；再如产程中会阴撕裂或侧切后需要缝合伤口，这样的画面又易被误认为"缝阴道"。这些都可成为医生助产士的"罪证"。

（3）儿童野外游泳溺水，在没有任何急救设备的情况下，抢救者常分两步急救，首先是倒提儿童，猛拍后背，使肺内之水流出，（如果体重大，不能倒提者，可使之俯卧在地，将腹部垫高，再猛拍后背），如果这个过程的视频或照片被放上网，易被误认是迫害儿童。第二步急救则是人工呼吸，双手挤压胸部或口对口呼吸，如溺水者是女性，照片上网易被误认为性骚扰。

（4）全身麻醉后一定时间，医护人员为了判断患者是否恢复意识、对刺激有无反应，可轻轻拍打面部；或是为了刺激患者早些恢复意识，也可较重拍打面部。这个过程的视频或照片若被放上网，很易被认为是"医务人员狂扇患者耳光"。

（5）在癫痫（羊痫风）发作时，为了预防患者咬伤舌部，或舌根后坠堵塞呼吸道而窒息，医生常用压舌板置于口中，如在院外没有急救设备，可用木棒横放口中。这样的视频或照片被放上网，很像是特务给革命者上刑，误认医务人员是"暴徒"。

（6）狂躁型精神患者有杀人或自残倾向时，在医院需用束缚带（或衣服）加以束缚保护。在院外无此设备时，紧急情况下医生可用布带或绳子加以束缚，以保护患者及周围人群的安全。此视频照片被放上网，更易误认为是对一个手无寸铁的弱者"施暴"，很易引起公愤。

（7）当心脏病患者心跳骤停时，需要心脏复苏，医生会拍击心前区，甚至用除颤器"电击"患者。外行人见此情况，易误认为"医生如此野蛮！手打不解恨，还给患者过电！"。

（8）儿童不小心将花生米、糖豆、果冻，甚至玻璃球误入气管，发生窒息，几分钟即可死亡。如在医院内，可立即用气管镜取出异物，恢复呼吸。若在极短的时间内不能取出异物，则需立即手术，切开气管，插入插管，先救命，然后再取出异物，缝合伤口。但若发生在家里、游乐场、飞机、火车、汽车上，没有急救设备，又不能在5分钟内送到医院急救室。那么，唯一救命措施就是用水果刀或其他刀具，立即切开颈部气管，再用塑料管、橡胶管或任何细管插入气管内，维持呼吸，再尽快送到医院作正规处理。但是这种抢救过程的视频或照片若被放上网，极易被误认为是"凶手杀人"，特别是抢救失败、患者死亡，更易误判抢救者是"杀人犯"，而且是"罪证确凿"。类似例子，举不胜举。

在医疗措施特别是紧急情况下的急救措施，易被误解，尤其是静态的照片，更易造成"真凭实据"的误解。因此，对于这类"事件"的判断，必须慎重。首先应该查清事实，是善意的医疗行为急救措施，还是恶意的暴行迫害。不能仅凭照片或视频加上一些文字渲染，误做结论，引起民愤，甚至成为群体事件。为防止类似情况发生，应该：①加强科普宣传；②改善医患关系，增强互相信任；③新闻报道要尊重事件、考虑后果、对社会负责，不要新闻炒作，危言耸听，夸大渲染，更不要恶化医患关系，激发社会事件。

（上述医疗急救措施，需由医务人员或有急救训练者操作。非医务人员且无急救训练者，应慎重。）

"缝肛门"是荒唐的闹剧

近日有些媒体报道"产妇肛门被缝"一事，轰动全国，引起公愤。这是一起荒唐的闹剧。年轻夫妻没有生产经验，有些紧张、恐惧、甚至产生一些怀疑和误会，可以理解；而新闻记者未了解事实真相，就危言耸听的新闻炒作，很不应该。

（1）所谓"肛门被缝"。在生产过程发生并发症——痔疮出血，经纱布压迫止血无效，进行结扎（或缝扎）止血紧急处理，不需先请示、后止血，这是完全正确的医疗处理，与缝合肛门完全是两回事，岂可指鹿为马？

（2）所谓"助产士的行为超出其职权范围，属于违规操作"。"铁路警察各管一段"，越界管理是"违规操作"，此原则对医学界不适用，凡是医务人员（包括助产士），发现患者有任何伤病（包括痔疮出血），在力所能及的情况下，都应积极、主动、全面进行治疗。例如鞭炮将面部、眼、耳、鼻、口等部位炸伤，眼科医生不能只治眼伤，其他一概不管，必须眼耳口鼻全面治疗，也不可能请5个专科的医生全部到场，一齐治疗。因此在产妇生产过程中发生任何并发症（包括痔疮出血），产科医生或助产士不但有权进行处理，而且必须及时处理，如有困难可请上级医生或会诊医生协助处理。止血是很简单的技术操作，助产士对于产妇的外阴撕裂或侧切，有权缝合，且技术难度远远超过止血处理，为何不能进行止血处理？助产士是进行止血操作，不是根治痔疮，不存在越权"违规操作"问题，生产过程已有失血，若再并发痔疮出血不止，可致产妇贫血，甚至发生失血性休克，危及生命。临产过程最担心的并发症就是出血不止，及时止血很重要，是保护母子平安、完全正确的治疗措施。

是否"违规操作"主要看结果，助产士在完成接生任务、确保母子平安的同时，又对并发症（痔疮出血）进行了有效处理，达到止血目的，对产妇有益无害，这说明助产士的处理是正确的，后果是好的，不存在"违规"问题。

（3）所谓"产后大便困难，疑是肛门被缝"。生过孩子的人都知道，产后由于腹压骤减，腹肌疲劳乏力，肠蠕动减弱，而致产后便秘（排便困难），很常见，也很正常，岂可误认为"肛门被缝"。

（4）新闻报道护士"偷偷拆线"。伤口缝合或结扎止血，过几天必须拆线，助产士止血处理是正确的，护士拆线是合理的，何需"偷偷拆线"？这种疑神疑鬼的心态很不正常。

总之，从医学角度看，助产士对产妇的处理是完全正确的，并无错误，更不是医疗差错事故。是否有其他问题，我不了解真实情况，不便妄加评论。如果曾接收红包，但于次日主动退还或主动上交领导，这两种情况性质不同，应区别对待。

（5）医务人员，特别是产科工作者，任务重、责任大，一手托着两条生命，日夜奔忙，节假日都不能休息，工作十分艰苦，理应受到患者和社会的尊重，但却常常受到不公正对待。这位助产士完成接生任务，确保母子平安，又及时止血，避免了产妇因失血过多而发生意外，这样尽职尽责的助产士理应受到嘉奖，反而将她以"被告"身份，在电视上"公审""示众"，很不妥当。

此外，电视上还将产妇的臀部及肛门以大特写大镜头播出，公示于天下，不仅侵犯了隐私权，也是对产妇的极大侮辱。电视台竟播出这种镜头，太不应该。

新闻报道应该客观、真实、公正，媒体应当遵守职业道德，不应人云亦云、耸人听闻，引导错误言论，恶化医患关系。调查组的专家及上级主管部门，也应该坚持原则、认真调查，实事求是地做出正确结论。

年轻夫妻喜得贵子，大喜临门，当母亲抱着可爱的宝宝，全家感到无比幸福时，理应感谢那些辛勤劳动的产科医务人员，无论是由于年轻无知或其他原因，伤害一位尽职尽责，又受到侮辱与损害的助产士，很不应该。中华民族的传统美德是心地善良，以德报怨，而不是以怨报德，善良的人们应该三思！（来源：人民网－健康频道）

"低价药"是解决"看病贵"的关键吗？

"看病贵"的根本原因不是我国的诊疗费、医药费比其他国家贵，而是患者自费比例高、报销比例低，患者自己负担的费用高于其他国家。因此，解决"看病贵"的关键在于：首先要增加国家及社会的经费投入，扩大医保覆盖面，提高报销比例，降低患者自费的比例，才能真正减轻患者的经济负担，从根本上解决"看病贵"问题。我国近年在这方面作了很大努力，国家及社会的投入大幅度增加、医保覆盖面及报销比例不断增加、有些重病大病几乎全额报销，这一系列措施使解决"看病贵"问题获得重大进展。

而控制药费是个双刃剑。药费过高、不合理定价以及"以药养医"，显然会增加患者的经济负担，应该采取坚决措施，严格控制药品定价、不合理涨价以及"以药养医"等。政府在这方面已经采取一系列措施，希望能收到预期效果，使患者能受到实惠。但是千方百计压低药价，甚至压低到不合理程度，会带来两个问题。

（1）过分压低药价，甚至低于成本，使药企无利可图，甚至亏本生产销售。有的药厂被迫停产，停止销售，市场断货，医生为了治病救人不得不寻求更贵的药品，结果使患者的药费反而增加，并未受到实惠。也有的药企为了降低成本，偷工减料，生产劣质药，疗效降低，贻误病情，甚至给患者造成不应有的损失。因此，药费定价应该合理，我们既反对暴利、暴涨、定价过高和"以药养医"；也不赞成千方百计地压低药价，甚至压至不合理程度。过分压低药价不是解决"看病贵"的首选措施，反而会打击民族药企的合理发展，带来一系列负面效应。

（2）在遴选《国家基本药物目录》《医保药物目录》以及各种药物目录时，一直存在两种争论的观点：有些行政领导、官员、财经干部坚持选用低价药，甚至设定门槛，必须是低价药才能入选各种目录，"低价药"是先决条件，甚至是唯一条件；而广大医学专家、临床医生则坚持要把疗效最显著、最安全、最好的药作为首选，优先选入各种目录。但是最好的药不一定是低价药，可能是平价，甚至高价药，不符合入选标准，而被排除在外。我国医药卫生事业费和医保费等经费有限，认真算细账、节约开支是必要的，把低价药作为首选药也是可以理解的。但是有笔账没有算清，用疗效最显著、最安全、最好的药，可以提高疗效、缩短疗程、减少全疗程的用药量、减少住院的时间、误工时间及陪床时间。结果总的支出费用会大幅度下降。而用低价药，有效但作用不强，疗程不能缩短，总用药量增加，住院费、误工费、陪床费等多方面的支出会增加，患者负担的总费用可能会更高。而且，万一控制病情不理想，病情恶化，所带来的后果，不堪设想，甚至医药费要大幅度增加。因此，很多医生和患者宁愿选用疗效显著、安全性好的药，而不愿选用低价药。低价药的单次费用及单日药费可能偏低，但全疗程的医药费总支出可能更贵，这笔账医务人员很重视，而行政领导、财经专家不太重视，或不太理解。

因此，合理定价、合理选药，重在"合理"二字。既要禁止药费暴涨、不合理定价、变相涨价和不合理的"以药养医"；也不要过分地压价，把压价作为解决"看病贵"的首选措施，甚至是唯一措施。

解决"看病贵"是多方面、多因素的系统工作，关键在于"医改"，主要措施与配套措施、宏观政策与具体规定，必须成双配套、齐头并进，不能指望压低药价一项措施，单枪匹马地收到奇功。

医改要啃硬骨头，城市大医院应为首选对象

2014年3月6日，国家卫生和计划生育委员会主任李斌在记者会上全面而系统地介绍了我国医药卫生和计划生育等方面的工作，特别是医改工作所取得的重大进展和成绩。这是国家的重视、主管部门的努力、全国医药卫生工作者辛勤劳动的结果，成绩显著，应予充分肯定。

但是"看病难""看病贵""以药养医""过度诊疗"、医院补偿机制不健全、医患关系紧张、暴力伤医事件不断，以及医药卫生工作者的社会地位、经济地位和合法权益的保护等问题，则是广大群众和医药卫生工作者最关心、最有意见、影响最大、迫切需要解决的问题，至今还没

有解决。钟南山院士提出尖锐而不极端的意见，应该引起各主管部门的重视，认真加以解决。

为什么一方面是医药卫生工作取得重大进展和成绩；而另一方面群众最关心、最有意见、最要求解决的问题，医改五年至今没有解决？

医改工作涉及多方面的综合改革，公立医院改革是医改的重要组成部分，是深水区、硬骨头。情况复杂、问题多，直接关系到广大群众切身利益，是群众最关心、意见最多、最迫切、也最难啃的硬骨头。是先易后难，先啃软骨头、后啃硬骨头，先解决县级公立医院，后解决市级公立医院的改革；还是软硬骨头一齐啃，市、县级公立医院改革同步进行，龙头带动龙尾一齐腾飞？需要慎重决策。

城市公立医院（特别是三级甲等医院），是"看病难""看病贵""以药养医""过度检查"、暴力伤医事件以及补偿机制不合理等问题最突出、最集中的地方。也是群众意见最多、矛盾最多、情况最复杂、最难解决的"是非之地"。是医改工作能否取得最终胜利的关键。医改五年，已进入深水区，必须以最大的勇气、啃硬骨头，解决关键问题。不能回避主要矛盾，只啃软骨头，在公立医院改革中，不能只打外围战，更需要攻坚战，占领制高点。

县级公立医院覆盖9亿人口，是医疗服务中的大头，搞好县级公立医院改革可为城市公立医院改革积累经验、创造条件。因此，今年要对1000个县的公立医院进行改革，这是必要的、合理的。但是城市公立医院的改革，五年只有17家医院进行改革试点，至今没有一家医院提出较完整的医改方案和较成熟的经验作为示范典型，还未真正解决"看病难""看病贵"等难题。今年计划由原来的17家扩大到每省至少有一个城市开展公立医院的综合改革。按此计划至少要2～3年之后才能全面进行城市公立医院的改革，"看病难""看病贵"等群众最有意见，迫切需要解决的问题，也要等2～3年，甚至更久之后才能逐步得到解决。是否过迟、过慢？而大部分未进行公立医院改革的城市，如何解决"看病难""看病贵"等一系列问题？补偿机制没有解决前如何解决"以药养医"等问题？这些都需要解决。

城市公立医院与县级公立医院有着不可分割的密切关系，特别是分级医疗制度的建立与完善，是解决"看病难"的有效措施。城市公立医院没有全面进行改革，只是县级公立医院进行改革，必然会遇到很多无法解决的难题，龙头不动，龙尾岂能腾飞？

建议合理调整加速市级公立医院改革。今年及以后医改工作的重点之一应该是城市公立医院（特别是大医院），应该尽快启动改革措施，有计划、有步骤地全面推进。应该以城市中三级甲等医院为首选试点，下大力气解决一系列政策、法规、体制机制等有代表性的关键问题。力求有所发展、突破及创新。为全面推进各级公立医院的综合改革奠定基础，为解决"看病难""看病贵"等一系列难题提供有效措施和成功经验。群众最关心、最有意见、最迫切要求解决的问题，不能拖到2～3年后才开始解决。另外，城市及县级公立医院的改革，应该龙头龙尾一齐动，但又要分清主次、分清轻重缓急，有计划、有步骤地全面推进。要根据各级、各地区公立医院的特点和具体情况，进行差别化改革。改革既要有相同的政策、法规、原则及一些宏观规定，又要有不同的差别化的具体细则；既要强调所有公立医院的共性，又要考虑不同等级、不同地区、不同性质的公立医院的特殊性，不宜一刀切。

全面支持医改工作，造福人民

医改的最终目的是提高全民健康水平，提高防病治病的能力，确保13亿人民享有医疗保健、预防等服务，达到健康长寿之目的。这个任务艰巨、涉及面广、问题多、困难大，全世界没有任何国家能够背起如此沉重的包袱，也没有任何成功的经验可以如法炮制。因此我们既要走自己的路，又要借鉴其他国家的先进经验；既要积极又要慎重；既要以医药卫生系统为主力军，更要全国各部门、各行业的大力支持。医改是一项复杂的伟大的系统工程，绝非医药卫生系统"单枪匹马"所能完成。

"十一五"期间，在党中央国务院的正确领导下、卫生部及全国医药卫生工作者艰苦努力下，在全国各行业、各部门的大力支持下，医改工作已取得一些阶段性成果：由初步探索、摸石头过河，逐步发展到目标明确、措施有力、有计划、分阶段地全面推进医改工作。由于医改工作的复杂性、艰巨性，不能急于求成，不能在短时间内解决多年积累的全部难题，特别是"看病难""看病贵"和"医患关系紧张"三大难题——这是群众最关心，也是最难解决的难题，能否彻底解决这些难题，关键在于医改。"治标"措施可以较快地暂时性地解决部分问题，而"治本"措施才能从根本上彻底解决这些难题，"治本"措施就是医改。下面分别论述这三大难题的现状与解决措施。

一、看病难

"看病难"的实质是"看专家难"，集中发生在城市大医院，矛盾焦点是患者多、专家少，这是永恒的难题。全国13亿人无论大病小病、轻伤重伤，都到大医院，都要求专家诊治，不但做不到，也没有必要。

我国近年来投入大量人力、物力、财力，增加和扩大医疗机构，增加大量先进的医疗设备，补充大量医务人员；每年毕业的本科生、硕士生、博士生达到数万人，我国有足够的医疗能力满足13亿人民的需求，完全可以解决"看病难"问题，但是解决不了"看专家难"问题。我们要正确认识到以下两点：①我国号称"百万大军"的医务人员中，高级专家是极少数，不到1%，所有轻、重患者都要找专家诊治，是不可能的，现在不可能，将来也不可能，必须充分发挥各级医务人员的力量，才能彻底解决"看病难"；②并非大病小病、轻伤重伤都必须专家诊治，轻伤小病可以在基层医疗机构由基层医生解决，疑难重病再转至大医院找专家诊治。合理分流患者，充分发挥各级医疗机构、各级医务人员的作用，扭转基层医院门可罗雀，基层医生闲着无事，而大医院门庭若市，高级专家疲于奔命，忙闲不均，大量医务人员和基层医疗机构不能充分发挥作用的反常现象。

因此，加强基层医疗机构的建设，提高基层医疗质量，使大量轻伤小病分流到基层医疗机构，大伤大病转诊到大医院，由专家负责诊治，各级医务人员各尽所能，"看病难"必将彻底解决，"看专家难"也会得到合理的解决。

"看病难"也表现在农村，长期以来农村（特别是山区或边远地区的农村），缺医少药的情况尚未完全解决，"新农合"部分地解决了农民看病的经济问题；但农村医生数量少、质量差，农村诊室资金不足、设备简陋、养不起医生等问题，至今尚待解决。应当重点支持农村医疗机构和医务人员，增加投入，养得起、留得住医生，彻底扭转农村缺医少药问题。

二、看病贵

"看病贵"主要是两个问题：①我国看病费用的总体水平低于其他先进国家，但个人负担的自费部分比例过高，达到全部医药费的半数以上，超过各国水平，且上升速度过快，超过GDP增长水平，广大患者难于承受；②收费标准不合理，"该高的不高"，如挂号费低于公园、电影院的门票，住院费低于低级旅店的住宿费，护士工资低于保姆，住院医生低于临时工，主治医生低于技术工，高级医生低于银行职员，中国医药工作者属于廉价劳动力范畴，无论是与国外同行相比还是与国内各行各业相比，都是低工资范畴，人力资源、技术服务费低到极不合理的程度。而另一方面则是"该低的不低"、药价奇高，高于世界各国水平，药价奇高涉及多个环节，药厂定价过高、流通环节层层加价、囤积居奇、投机倒把、垄断资源、随意加价、医院合法加价15%（包括损耗费、管理费及技术服务费等），使药价奇高，医院售价高于出厂价几十倍甚至几千倍；药费奇高的另一个重要原因是不合理用药，如开大处方，滥用进口药、贵重药等，使药费收入超过医院总收入半数以上，大量不合理的经济负担转嫁到患者头上，是"看病贵"的重要原因。为何出现如此反常现象，原因是多方面的：①国家投入严重不足，每年给医院的经费不足一个月的支出，另外11个月的支出，要医院自负盈亏、自主创收；由于医院补偿机制不健全，合理收入不足以维持医院的收支平衡，被迫用不合理（甚至不合法）收入弥补合理收入之不足，而"以药养医"的反常作法，成为最普遍的创收模式，医院收入越多、创收越多，患者的负担越重，因此把医院推向市场，全面商业化，必然导致"看病贵"，仅仅依靠一些治标措施，不能彻底解决"看病贵"难题，必须采取治本措施，才能彻底解决"看病贵"问题。治本措施就是医改，必须增加国家及社会投入，确保补偿机制的充分与合理，认真扭转医院市场化、商业化所带来的负面效应，加强药品生产、流通、使用等各个环节的管理工作，合理调整医药收费标准和医务人员的合理待遇。医改是彻底解决"看病难""看病贵"的关键，因此，必须全力支持改革，推进医改工作的健康发展。

"看病贵"的另一个原因是过度检查，除了与"药品创收"的相同因素外，还有一个特殊原因不为人知，那便是法律界有人主张在医患纠纷时，对医务人员是"有罪推定""举证倒置"，医务人员如果不能提供足够证据证明自己无罪，法院即可判定医务人员有罪。有的患者治疗感冒，半年后发现癌症，便控告医生漏诊，要求赔偿几十万甚至几百万，如果医生拿不出足够证据证实自己没有误诊、漏诊，就被判定"有罪"赔款。医务人员出于自我保护，必须采取预防性措施，及时保留各种证据，准备医患纠纷时"举证"。因此，患者即使是小伤小病，轻度感冒，也要进行全身检查、超声、X线、CT、核磁共振以及大量化验检查，检查费高达几百甚至几千元，这些过度检查对于感冒等小伤小病毫无必要，但是对于医生自我保护，应对"举证倒置""有罪推定"是十分必要的。而这笔冤枉钱都由患者负担，使"看病贵"问题更加严重。这个问题的解决，关键在医改，在于改善医患关系。

三、医患关系紧张

我国1949年至1990年之间，医患关系很正常，医务人员全心全意为患者服务，提倡救死扶伤的革命人道主义，受到全社会的尊重，获得"白衣天使"的美誉。但是在医院推向市场、全面商业化以后，医院由治病救人的公益事业，变成以创收为目的的商业机构，医患关系变成商业关系、金钱关系，互相信任、互相团结、互相爱护的关系变成互不信任、互相猜疑、互相戒备，甚至互相对立的不正常关系。

医患纠纷的原因是多方面的，可分为技术性和非技术性原因两大类。①技术性原因：由于医务人员的过错（医疗差错、事故等）给患者带来不应有的伤害，这是过去医患纠纷的主要原因。②近年来非技术性原因上升为医患纠纷的主要原因：例如医务人员解释不够，服务态度生硬，诊疗过程中手续烦琐给患者带来不便等；个别医务人员收红包，或提出不正当要求，使患者极为反感；患者缺乏医学常识，将合理的诊疗措施误认为是医疗过错，是有意伤害患者，将疾病本身的恶化、发展、死亡或出现的某些痛苦症状误认为是诊疗错误所带来的恶果；极少数患者借故敲诈医院或医生，索取赔偿费几十万，甚至几百万；职业医闹，带有黑社会性质，聚众闹事，用暴力伤害医务人员，砸毁医院，成为社会公害；大众媒体、报纸、杂志、电视台等，为了新闻炒作，不顾事实，甚至歪曲事实、夸大医患纠纷、扩大事态，误导公众、激化矛盾、煽动对立情绪等，对医患纠纷起到了推波助澜作用，使医患关系更加紧张；有些社会矛盾长期得不到合理解决，群众的怨气发泄到医务人员身上，医务人员成为代人受过的替罪羊。

从近年来发生的一些医患纠纷可以看出，导致问题的原因是多方面的。有社会问题、医务人员的问题、患者的问题，也有大众媒体的问题，而根本问题是医疗体制机制问题。彻底解决医患关系紧张，关键在于医改。当然，也要加强医务人员的医德教育，提高群众的科学水平和卫生素养，增进医患之间的互相尊重、互相信任、互相爱护，强调新闻媒体的职业道德，多做正面宣传报道，促进医患关系正常化等多方面的工作，也须加强。

我国医改工作已取得重大进展，使广大人民群众，特别是患者，受益匪浅，今后还有一些难题，需要我们继续努力，逐步加以解决。全面支持医改工作，造福人民大众，不仅是医药卫生界的责任，也是全国各界各部门的共同责任。希望在"十二五"期间我国医改工作能够取得新进展，医药卫生事业也能取得更大的发展。

祝福全国人民健康长寿！

不要克扣老百姓的救命钱！

国家重视老百姓的疾苦，关怀群众的健康，大力推进医改工作，采取一系列重大措施，收效显著，乃人民之幸。但是近日媒体报道2012年底全国城镇基本医疗保险累计结余7644亿元，"钱多到花不出去"。到底是"钱多到花不出去"，还是该用而不用？

（1）全国农民的医保费用大幅度提高，是好事；但是一年的医保费只够看一次病的花费，故仍需逐步提高。这需要大量的钱，是缺钱而不是"钱多到花不出去"。

（2）城市医院补偿机制仍不健全。国家投入、社会捐助仍然不足，医院仍需自负盈亏，经济负担仍需转嫁给患者，"看病贵"是必然结果。现实情况是国家投入和社会捐助不足，是缺钱而不是"钱多到花不出去"。

（3）群众反映"看病贵"，根本原因是医保报销比例偏低，自费比例偏高。这一情况近年有一定改善，如能进一步提高报销比例，减少自费负担，"看病贵"将迎刃而解。因此是钱不够，而不是"钱多到花不出去"。如果报销比例不能大幅度提高，自费负担不能大幅度减少，"看病贵"还要持续一段时期。

（4）国家医保用药目录收入的药物品种太少，医生普遍反应治病时选择余地太少，经常是不能选用最好的、最安全有效的好药，进而影响疗效，影响患者的康复。应该合理增加药物品种，但是缺钱！

（5）医疗保险用药由官方招标统购，选购的标准不是最有效、最安全的好药，而是最廉价的老药，甚至药价低于成本。结果出现了一些怪现象：①选购的药，药厂不肯赔本生产，市场断货，医生被迫选用其他更贵的代替药；②强制药厂生产，一些药厂为了降低成本，偷工减料，降低质量。结果是广大患者不能用上最有效的好药，更不能享用科研新成果、新研制的新药。原因是缺钱，而不是"钱多到花不出去"。

医保经费是国家给患者的救命钱，是解救平民百姓疾苦的善款，岂可截留、克扣，甚至层层扒皮、任意挪用！正确使用这笔经费可以进一步推进医改，缓解"看病难""看病贵"，进一步改善全民医疗保健工作，提高全民健康水平。而现在大部分经费被截留、被扣压，没有全部用在医保工作，没有使全民受益，这是极不应该的。

类似情况不仅发生在医保工作上，曾有救灾款被截留、克扣，没有全部发给灾民；曾有希望工程款被截留、挪用，没有全部用于教育事业；曾有科研经费被截留、扣压、层层扒皮，甚至挪用，没有全部用于科技工作！

国家拨款一直在大幅度增加，甚至几倍几十倍增加，本应可以造福于人民，推进各行各业的健康发展，而这些拨款大量被截留、被挪用，不能发挥应有的作用。任由这种情况发展、恶化，是在挖国家的墙角、破坏国家建设，给人民大众带来严重的损害，应该严加治理。

第二章

博言新语

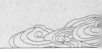

山银花药价暴跌的真正原因

"两花之争"导致山银花药价暴跌，原因何在？众说纷纭。略述己见，仅供参考。

第一，有人认为，2005版《药典》根据"一物，一名，一标准"原则，将金银花与山银花分为两个中药，是山银花药价暴跌的原因。此论不完全准确，金银花于2005年更名，但山银花2007～2009年销售量仍在上升，药价未跌。同时更名的其他中药，也并未发生药价暴跌。说明"两花"分列，不是山银花药价暴跌的主要原因。

第二，有人认为山银花用硫黄熏蒸的做法被曝光，是山银花药价暴跌的原因。但有几十种中药均用硫黄熏蒸，并未引起药价暴跌。说明此原因可能对药价有一定影响，但不是山银花药价暴跌的真正原因。

第三，2005版《药典》明确认定金银花与山银花的性味归经、功能主治、用法用量完全相同。都是药性"甘寒"，都是"清热解毒药"，都用于治疗"温热证"。但不知根据什么理论或科学依据提出"金银花是寒性药材，山银花是热性药材"，服用山银花后会"上火"。山银花既是"热性药材"，会"上火"，就不能"清热解毒"，不能治疗"温热证"。这是从根本上否定了山银花的药用价值，是对山银花最严重、最致命的打击，药价暴跌是必然结果。

有人宣传"用山银花替代金银花使用，严重者会危及生命"。证明山银花既无治疗作用，又毒性严重，不能治病，还会害命，这是对山银花更致命的打击。彻底否定了山银花的药用价值，使药价暴跌，几十万药农陷入惨境。

有专家指出：金银花安全，可用于中药注射剂；而山银花含有皂苷类成分，易溶血，不能用于注射剂。这个说法很有道理。但是，双黄连注射液用的是金银花不是山银花，其不良反应（特别是过敏反应，过敏性休克）在所有中药注射剂不良反应中排在前3位，未能证明金银花更适用于中药注射剂、更安全。

金银花与山银花的药用价值谁优谁劣。需要进行多方面的比较研究、综合判断，才能得出可靠的科学结论。仅根据某一化学成分的多少，对"两花"的药用价值进行推测，未必准确。而且迄今尚未见到可靠的药理、毒理及临床比较研究证实金银花安全性、有效性及药用价值优于山银花。《药典》是我国药物的法典，是法律根据、法定内容，不能擅自修改。《药典》明确指出"两花"的性味归经，功能主治，用法用量均相同，这是最可靠的法律根据。《药典》并未记载"两花"药性一寒一热，一药安全，另药有毒，不可互相通用。因此，无论从科学角度或是法律角度，都应肯定山银花及其制剂是合法中药，不是假冒伪劣之非法中药。迄今国家食品药品监督管理总局已经批准、生产、销售的山银花制剂35种，批准文号500多个，这是山银花及其制剂是国家批准的合法中药的又一可靠证据。

山银花药价暴跌的真正原因是不正当商业竞争的结果，是全面否定其安全性、有效性及药用价值的结果。希望当局能以患者利益为重，以中医药事业的健康发展为重，关心几十万药农的合法权益。以实事求是的科学态度，公平公正的原则，合理解决"两花"之争，推进金银花及山银花共同发展。为保证全民健康，推进中医药事业的健康发展，做出应有的贡献。

（李连达）

本文引用地址：http://blog.sciencenet.cn/blog-715370-821041.htm

新药研制的"优效原则"

新药的安全性、有效性及使用价值必须优于已上市的同类药物，才能批准生产、推广应用，这是国际公认的原则，因此新药三期临床试验就成为最关键、最难通过的最后一关。据牟一（中国科学报，2014年7月30日）介绍："路透社报道2008～2010年有55项新药研究，止于三期临床，以失败告终，2014年上半年又有十多个新药研发，止于三期临床，以失败告终。"我国有十多个中药制剂申请美国FDA注册，有些正在做二期、三期临床试验，最终能有几个获准注册，尚难预测。

国外研制新药的三期临床试验需要观察患者1000～3000例、3年以上时间，投资3亿～5亿美元。药物三期临床试验失败的判定标准是新药的安全性、有效性及使用价值不能优于已上市的同类药物。很多西药（化学药，生物制剂）经过大量比较药理学及长期大量临床应用对比研究，优选出最安全有效、最好的药，为学术界公认、官方认可并确定为"首选药"及"一线用药"，同时确定为新药临床试验的阳性对照药。新药必须全面或在某些方面优于阳性对照药，才能通过新药审查，批准注册、生产、销售。

我国新药研制也很重视"优效原则"，西药可参照国际惯例及公认的标准进行。但是中药新药的"优效原则"很难掌握，最大困难是各类中药没有得到学术界公认、官方认可，并非安全性、有效性及使用价值最好的"首选药""一线用药"，可以选做阳性对照药。例如治心脏病的中药制剂有300多种，治疗感冒的有200多种，由于国内缺少严谨的对比研究，至今不清楚哪个药是"首选药""一线用药"，是学术界公认、官方认可的阳性对照药，没有合理的阳性对照药如何判定新药是否优于已上市的同类药，三期临床试验结果能不能成为批准新药生产的可靠依据等问题一直存在。

目前中药阳性对照药的选定缺少严格的对比研究及可靠的科学结论，多半是"王婆卖瓜、自卖自夸"，或是看哪个药厂的宣传能力、推销能力、商业运作能力及公关能力强，在官方及学术界有背景有后台，能获得各方面支持。或是借官员、学者、洋专家、国外力量，抬轿子吹喇叭，自封为"首选药""一线用药"，并成为阳性对照药，如何保证三期临床试验结果的可靠性？例如以冠军李娜作为我国优选网球球员的标准，凡是能战胜李娜者，即可入选国家网球队，是合理的。但是，如果从未举行过比赛，不知道谁打得最好、谁是冠军，就以著名相声演员贾玲为标准，凡是能战胜她的，即入选国家网球队。如此优选的运动员，岂能成为新一代的国手？因此选出最好的"首选药"作为阳性对照药，是三期临床试验成败的关键之一。

我国各类中药的"阳性对照药"标准至今尚未完全解决。主管部门进行了大量工作，试着制定一些标准，例如：是否作过上市后临床再评价；是否进入《国家基本药物目录》《医保目录》；是否经过长期、大量临床实践，有多方面可靠的证据，证实该药确是安全有效、有使用价值，符合"首选药""一线用药"的标准，可成为学术界公认、官方认可的"阳性对照药"。保证药物临床试验的科学性、可靠性，为审批新药提供可靠的科学证据。

中药新药的"优效原则"是合理的，但是问题复杂，难度很大，至今尚未妥善解决。尚须不断努力，使之规范化、标准化、法制化，以保证新药三期临床试验结果的可靠性。

（李连达）

本文引用地址：http：//blog.sciencenet.cn/blog-715370-816949.html

从日本武田制药被罚60亿美元吸取教训

2014年4月8日美国路易斯安那州法院裁决日本最大药企"武田制药"因为隐瞒艾可拓（吡格列酮）的不良反应，被罚款60亿美元，其美国的合作伙伴礼来公司被罚款30亿美元。这说明世界各国对药物不良反应，特别是药厂隐瞒不良反应的危害性、严重性极为重视，惩罚十分严厉。

我国近年对食品药品安全日益重视，各级领导、各级主管部门采取了一系列措施，以加强对食品药品安全的监督管理，防止不良反应危害公众的安全与健康。但是由于药品不良反应问题复杂、涉及面广，有些药厂对药物不良反应（特别是药厂隐瞒的不良反应）的危害性、严重性认识不足，对药品的两重属性认识不足。药品既是治病救人的武器，也是杀人不见血的凶器。因此，合理用药、发挥治疗作用、防止不良反应，是当务之急。但是有的企业唯利是图，不顾患者安危，制造假冒伪劣药品坑害患者；有的企业大肆虚假宣传、夸大疗效、隐瞒不良反应，用药厂的商业利益损害公众利益，特别是患者的健康与安危。近年由于药物不良反应（特别是隐瞒药物不良反应）引起的药害事件时有发生，根据国家食品药品监督管理总局发布的全国药物不良反应年度报告显示：2009年发生63.9万件，2010年发生69.3万件，2011年发生85.3万件，2012年发生120万件，说明我国药物不良反应虽然经过各有关方面的努力、加强监督管理，目前仍然情况严重，不容乐观。其主要原因有以下几方面。

第一，中药安全性研究不够，无论是试验毒理学研究，还是临床人体观察研究，研究得不够严谨、深入、准确、可靠。有些研究报喜不报忧，夸大治疗作用，隐瞒不良反应，对药物的真实毒性与不良反应认识不正确，甚至受药厂控制，研究工作流于形式。

第二，隐瞒药物不良反应或避重就轻，只报轻微不良反应，隐瞒较重的不良反应，用虚假宣传误导群众，这在国内外都很常见。例如日本最大制药企业"武田制药"就是隐瞒药物不良反应，给患者造成无法挽回的损失而受到法院严惩。我国有些中药制剂隐瞒不良反应、危害患者安全的药害事件也并不少见，例如前几年的马兜铃酸事件，使几百人发生严重的肾功能损伤，甚至肾功能衰竭，有关药厂受到严惩。又如天津某制药公司生产的某中成药，一直宣传"未发现不良反应""基本无不良反应"，然而事实并非如此。

在该制药公司董事长主编的某书中就记载："我们根据所能收集到的文献，对其不良反应做一总结，有明确记载报道其有不良反应的有65篇，总病例数5169例，有不良反应产生的病例数共161例，占3.11%，主要不良反应如表1。"在表中列出：头痛头涨脸潮红100例，胃肠道反应59例，皮疹1例，血压升高1例。表下的说明中还列出较重不良反应：糜烂性胃炎2例，晕厥2例，血尿1例，休克1例，过敏反应1例。

另有报告收集全国临床研究报告274篇，在2009年以前有238人服该药后发生不良反应，有十多种症状：胃部不适、胃部灼烧感、恶心呕吐、食欲不振、胃黏膜充血、水肿、出血、糜烂、幽门变形、腹胀、腹痛、腹泻、药疹、荨麻疹、皮肤瘙痒、心律失常、血压下降、血尿、末梢神经炎等，这些说明该药的不良反应不容忽视。

在《国家食品药品监督管理局发布2012年全国不良反应监测年度报告》中基本中药口服药里，该药不良反应例数排在第二位，这些数据及资料都说明该药确有不良反应。

根据国际医学科学组织委员会（CIOMS）分级标准，药物不良反应可分为4级：不良反应发生率高于10%者，为"十分常见"级；1%～10%者，为"常见"级；0.1%～1%者，为"偶见"级；0.01%～0.1%者，为"罕见"级。

据某药厂董事长所编书中记载，该药不良反应发生率为3.11%，属"常见"不良反应，不是"偶见""罕见"级不良反应，更不是"基本无不良反应""未发现不良反应""几乎无不良反应"。

第三，国内监管管理力量不足、打击力度不够，极少达到如对"武田制药"的打击力度。因此，不能引起惩一儆百的震慑作用，因而屡禁不止。

第四，中药的药品说明书多年来一直不规范，没有"不良反应"及"药理毒理"栏，近年虽有改进，增加了这些内容，但是很多中药没有真实地填写这些内容，甚至隐瞒不良反应或避重就轻，没有将真实情况告知患者及医生。例如该药的药品说明书，至今在"药理毒理"栏中只填写治疗作用，而毒理试验只字未提。在"不良反应"栏中只填写"偶见胃肠道不适"，应为"常见"级不良反应，隐瞒了不良反应的多种症状（包括较重的不良反应）。其隐瞒该药不良反应的情况与日本武田制药隐瞒艾可拓不良反应的情节相似。

第五，美国路易斯安那州法院对日本"武田制药"的严厉处罚，目的是保护患者利益，打击违法药厂，态度十分坚决；而不是保护药厂商业利益，打击揭发批评药物不良反应者。因此"武田制药"事件值得我们借鉴。

国家食品药品监督管理总局张勇局长在2013年8月8日曾指出："加强政府监管，是保障食品药品安全的首要和必要的条件，但还不是充分条件。只有政府、企业、消费者和新闻媒体等都来参与食品药品安全的治理，让法制、文化、科技等多方面的要素发挥作用，才能实现食品药品安全的稳定向好发展。"

（李连达）

又是日本武田制药弄虚作假，更要引以为戒

日本最大的药企——武田制药在2014年4月8日因隐瞒艾可拓（吡格列酮）不良反应，被美国路易斯安那州罚款60亿美元。时隔不久，7月4日Science又揭露了5家著名的大药企及医药院校（日本武田制药、瑞士诺华制药、东京大学、京都府立医科大学、东京慈惠大学等），在药物临床试验中弄虚作假，夸大治疗作用，隐瞒不良反应，派药企雇员参加临床试验等违规行为。涉及药物有抗高血压药Diovan及Blopress，以及抗白血病药Tasigna等。这起事件涉及面广，性质恶劣，危及广大患者安危，震惊世界各国。

日本药物局曾有明文规定不得引用中国大陆和韩国的临床研究文献。日本官方如此狂妄自大，打击别人抬高自己。可惜日本药企弄虚作假给日本官方一记响亮耳光。无论是日本还是美国或其他国家，在药物临床试验方面都存在一些问题，只是数量多少、严重程度及具体内容不同而已。谁也没有资格狂妄自大，肯定自己，否定别人。

　　我国药物临床试验也存在一些问题，有的还比较严重。我们应该从日、美等国的一些事件中吸取教训，引以为戒。应该以实事求是的科学态度，认真进行检查与反思，肯定成绩，找出问题，认真改进工作，提高药物临床试验的客观性、科学性、准确性、可重复性，为正确评价药物的安全性、有效性提供可靠的科学根据，为临床合理用药奠定基础。

　　我国药物临床试验（特别是中药临床试验），问题复杂、难度大、不确定因素多、干扰因素多，缺少现代化、量化、客观化的标准和指标，特别是诊断标准与疗效评价标准不够完善。药物临床试验的科学性、准确性、严谨性都存在一些问题。近年很多临床医生、药学专家及有关方面，做了很大努力，在提高临床试验的质量与科学性方面，取得了一定进展，但与国际标准还有一定距离。需要投入更大的力量，进行更艰苦的努力，逐步加以解决。

　　中药临床试验常见的问题，主要分为以下两大类。

　　第一类是学术问题。中医学与现代医学是两个不同的学术体系，有同有异。相同点：都是以人体为研究对象，以治病救人、防病治病为目标。不同点：理论、方法、手段不同，对人体的生理、病理和疾病的发生、发展、转归等方面有不同的认识和理论。对病与"证"，诊断与"辨证"，治疗原则、方法、规律等，有不同认识和判断标准。中医擅长个案观察、积累经验，对于大组病例、随机分组、双盲对照以及循证医学原则等合理地应用于中药临床试验，还须进一步完善，不能生搬硬套。因此有很多学术问题（特别是中医药特殊性所带来的特殊困难）较难解决。例如，中医"证"的定义、范围、界限、诊断与鉴别诊断，相当复杂与困难，中医"证"多以主观感觉、自觉症状为主，诊断时也以医生的主观判断为主，缺少特异性与敏感性强、客观化、定量化的科学标准及指标。对于疗效的评估也存在上述问题。因此，药物临床试验主要解决的"安全性""有效性"的评估，很难达到现代医学要求和国际标准。中医药的学术特点所带来的学术性困难是当前亟待解决的问题，也是很复杂、很难解决的问题。既要突出中医药的特色与优势，又要达到现代医学的要求和国际标准，实非易事，需要长期努力，不断改进提高。

需要说明一点，由于中医药学术特点和特有的困难，使药物临床试验存在一些缺欠、误差，甚至错误，是客观存在的问题，不是主观故意弄虚作假。两者性质不同，不应混为一谈。

第二类是非学术问题。药物临床试验的学术问题难以解决，而非学术问题更难解决。非学术问题干扰所带来的问题，不是中医药特有的问题，也不是中国特有的问题，世界各国都有非学术问题，只是花样不同，程度有别。

我国常见的非学术问题有以下几方面。

（1）药物临床试验应在第三方、独立自主、不受干扰的情况下进行。我国规定药物的Ⅰ、Ⅱ、Ⅲ期临床试验必须在卫生计生委批准的临床研究基地中选择3~5家医院进行，对试验基地、主要参加人员的选择、研究计划的制定等各个环节，都有严格规定和审批制度，以保证药物临床试验的规范性、合法性、客观性及科学性。但是这些规定及制度对于解决学术问题有作用，而对于非学术问题的干扰，往往起不到应有的作用，仍难保证各临床研究基地"第三方立场，独立自主，不受干扰"的要求。

例如，各药企都有专设的"攻关部门""攻关专家""攻关手段"，对全国各临床基地、各主要专家及科研人员都十分熟悉。无论决定在哪些临床基地进行药物临床试验，都有办法将"第三方"变为"第二方"，为保护药厂利益、保护新药的审批过关而共同努力。"独立自主、不受干扰"变成在药厂干预、控制，甚至主导下，进行临床试验。临床基地从"中立的立场"或"审查的立场"转变成"药厂的立场"。立场的转变使临床试验的"独立自主，第三方立场"名存实亡。

被 *Science* 揭露的某药企的雇员介入药物临床试验，并大肆宣传药效，参与数据分析，被认为使得临床试验"弄虚作假"，该雇员已被捕入狱。我国不仅是药企的雇员，甚至药企的老板及技术骨干，直接或间接、台前或幕后的参与、干涉、控制临床试验，并非少见。其严重性尚未被充分认识，并未作为临床试验弄虚作假来处理；反而是见怪不怪，司空见惯，今后应引起重视。

（2）临床研究经费及各种有形无形的利益，严重干扰药物临床试验的真实性与科学性。每个新药的 Ⅰ、Ⅱ、Ⅲ 期临床试验，共需观察几百例，甚至几千例患者，临床研究经费从几百万至几千万不等（在国外需1亿多美元），此外还有劳务费、加班费、牵头费等费用。巨额费用都是由药厂直接付给临床基地的科研人员及有关人员。金钱和利益对研究工作和研究结果的影响，是不可避免的。"第三方立场，独立自主，不受干扰"的原则，抵挡不住金钱与利益的冲击。甚至有时费用多少决定于临床试验报告能否让药企老板满意，而老板满意的指标是提高有效率、降低不良反应率，甚至弄虚作假、夸大疗效、隐瞒不良反应。正如日本"武田制药"事件，就是一个典型的例子。这种情况在我国是否存在，值得关注。今后如何切断药厂与临床基地的经费联系，防止金钱利益对研究工作及研究结果的干扰，仍然是个有待解决的难题。

（3）药物临床试验（及各种审评）的专家（评委）们，应执行严格的回避制度。参加药物临床试验的医生、专家及有关人员，以及参加审评、审批的人员，都应严格执行回避制度。凡是与该药及药厂有利益关系者，都应回避。不应参加药物临床试验及有关审评工作。例如该药的发明人、主要研究者、专利持有者、药厂的负责人、主要骨干及雇员，以及受聘为药厂的顾问、专家、客座研究员、董事会的董事，从药厂领取工资、酬金者，或药厂股票持有者，与药厂利益相关、经济来往密切者，均应回避。防止权钱交易对临床试验产生人为的干扰，或成为药厂代言人、利益代表，甚至弄虚作假、夸大治疗作用、隐瞒不良反应。日本揭露的药物临床试验弄虚作假事件，就是一个典型例子。在我国情况如何，应该关注，并应坚决贯彻回避制度，以防类似情况发生。

（4）"产、学、研结合"发展到"官、产、学、研结合"。正确的结合有利于新药研制工作，是必要的。但是这种结合向前跨越一步就可能变质，或成为官商勾结、钱权交易，腐败由"官""商"扩大到"学""研"领域。我国一些地区和机构连续揭露的一些大案要案，对药物临床试验产生了恶劣的影响。这个问题的解决，不是医药界的局部问题，而是社会问题，随着我国反腐活动的发展，必将逐步得以解决。

（5）药物上市后临床再评价问题。新药Ⅰ、Ⅱ、Ⅲ期临床试验，是在国家食品药品监督管理总局严格控制、监督管理下进行，有一套完整的政策、法规及技术标准。但是药物上市后再做临床评价，目前多为药企自发、自主地进行。尚无详细、具体的规定及标准，没有严格的审批制度。有些药企投入大量人力、物力、财力，对几千例至几万例患者进行临床试验，但是目的不明确（是锦上添花，抬高身价用于广告宣传，还是进一步验证药物的安全性、有效性及用药规律），做法不规范，结果不够严谨，科学性较差；有的不能真实反映出该药的安全性、有效性，研究结果没有多大的科学价值，不能解决主要问题；有的只是增加广告宣传的一个筹码。近来药物上市后临床再评价，有一哄而上之势，有些药厂互相攀比，造成大量人力、物力、财力的浪费。应该尽快制定更详细、更具体的有关法规及标准，使之健康有序地发展。

药物临床试验是新药研制一系列工作，特别是确定新药是否安全有效、有无应用价值的最终拍板定案的关键。确保药物临床试验的科学性、准确性、可重复性，是确保新药能否治病救人的关键，也是关系人群健康的关键。排除一切干扰因素，全力提高药物临床试验的质量与科学性，是世界各国亟待解决的问题。

（李连达）

本文引用地址：http：//blog.sciencenet.cn/blog-715370-812597.html

答许培扬教授

许教授提出"怎样看待中成药""中药不是药，中医不是医"的问题，这是困扰中医药界的难题，也是亟待解决又难于解决的重要问题。

▢ "中医不是医"

在国内也并非中医都是"医"。过去只要有一技之长，就可以自称为"中医""民间医""草药医"，都可以行医。但是现在合法的中医必须是有一定学历（或师带徒），达到一定水平，并经主管部门考核批准，发给"执业证书"者，才可以行医，才是合法的中医。未经批准者不是"中医"，非法行医者将受到法律制裁。

在国外，对于合法的"医生"有着更严格的要求，不但"中医不是医"，就是国内培养的西医，甚至主任医师、教授级医师，在国外也不被承认是合法的医生；必须通过当地考试，取得医生执照，才可行医，才是合法的医生。但是在英美等国考取医生执照极为困难，很多国内行医多年的医学专家，至今未考取执照，在国外靠端盘子谋生，这种情况并不少见。而中医要通过国外西医标准的考试，则更是难于上青天。因此，在国内"中医是医"，在国外"中医不是医"，这个问题在近期很难解决，不仅是技术问题、文化差异问题，还有政治问题、技术壁垒问题等多方面的阻力，需要长期、多方面的努力，逐步加以解决。

虽然我国合法的中医、西医在美英等国都不是"医"，但是两者的待遇还有小区别，由于美英等国不承认中医是"医"，因而也不把中医作为医生管理，中医诊所不作为医疗机构管理，仅在纽约就有3000多家。只要不发生医疗事故，不用西药，不开化验单及诊断书，不进入西医机构；只看病，做针灸，开方子，抓药煎药，均不受干涉；也允许使用中成药，但须作为保健食品（膳食补充剂）使用，不得声称为治疗药（处方药）。在英国颁布中成药禁售令后，对这类情况有何规定尚不清楚。我国合法的西医在未取得美英等国的执照前，不是合法医生，也不准开西医诊所、从事西医活动，不准使用西药、开诊断书。其受到的管理更加严格。

❏ "中药不是药"

我国中药材有18700多种，中成药有6000多种，1958年时号称有"百万锦方"，确实是个"伟大宝库"。中药材（饮片）、方剂及中成药统称为中药。"中药不是药"是专指在国外的中成药（中药制剂）而言。

在国内也存在"中药不是药"的问题，只有经过系统研究，国家食品药品监督管理总局正式批准的才是合法的中成药，才是"药"；未经批准的不是合法中成药，不是"药"；保健食品也不是药，这两种都不能在市场作为合法药物销售流通，不能进入正规医院使用，不能纳入医保。

在国外，至今没有任何一个中成药能以合法的治疗药（处方药）身份进入英美等国，不能在市场上以"药"的身份销售，不能进入医院使用，不能纳入医保，只能以食品、保健食品的身份在超市或中药店销售，面向华人社会及少数外国人。因此，至今为止我国国内批准的中成药没有一个被美国FDA批准为"药"。

英国药物管理局2013年颁布的中成药禁售令，不仅禁止中成药以治疗药（处方药）的身份出售，也禁止以保健食品（健康食品、膳食补充剂等）身份销售。这对于中药走向世界是又一次沉重打击。

为什么中成药走向世界阻力重重？

许教授提出两方面原因，是正确的，我完全同意，不再重复赘述。但是解决这两方面问题绝非易事。一方面要全面提高中药研制水平，克服一系列技术难关。例如一味中药有几十种成分，一个复方有几百种成分，再经排列组合配伍成上千种研究对象，要把每种成分，每种组合的化学性质、结构、体内转化、分布代谢，药理毒理及作用机制以及临床适用范围、用药规律等都研究清楚，难度之大、工作量之大，是难以想象的。因此，中成药要达到美国FDA的标准，以合法的治疗药（处方药）身份，进入美国主流社会，进入医院、纳入医保，是十分困难的。而另一方面，中西方文化差异，更难短期内解决。这两方面问题正是我国中医药界以及关心中医药事业发展的各界各学科专家，都在努力解决的问题，是推进中医药现代化、科学化、国际化的关键。

❏ 中药走向世界问题

中药走向世界是所有中医药工作者的共同愿望。达到这一愿望的目的有三：①中医药为全人类的健康服务，是中华民族对全人类的贡献；②扩大政治影响，争取全世界对中医学乃至科技事业的承认，提高国际声望；③获取经济利益。这样的主观想法很好，但客观上困难很大。必须以实事求是的态度全面考虑。目前我国中药出口（包括药材、饮片、保健食品等）只占国际天然药市场的5%左右，而且以原料药为主，成品制剂很少；以合法的治疗药（处方药）出口者一个也没有。

中成药作为治疗药（处方药）出口，具有四个特点：①投资大（至少要几亿人民币）；②周期长（有的已经申请15年尚未获准注册）；③风险大（申请注册的中药，在完成所有临床前研究及Ⅰ、Ⅱ、Ⅲ期临床试验后），最终批准率不到15%，大部分以失败告终，几亿的投入付之东流；④经济效益不大，一个西药新药批准生产后，年产值可达几十亿甚至几百亿美元，但是中成药如果获得注册，由于多方面的差异和限制，在一定时间内，生产只能以亏本为主。因此有的药厂争取中药进入美国，其实醉翁之意不在酒，主要是为了抬高身价、扩大内销、赚中国人的钱。

因此目前不宜一哄而上，只应选择少数疗效好、安全性好、美国迫切需要、而且有把握达到FDA标准的中成药，进行试点、积累经验，为今后更多的中成药出口奠定基础。

以上看法未必正确，请指正。

（李连达）

中医学是科学吗？

中医学是治病救人的科学，当代中医从经验医学向科学医学发展，从古代科学向现代科学发展。新中国成立以来，我国大力推进中西医结合、中医药现代化、中药新药研究，进行中医临床Ⅰ、Ⅱ、Ⅲ期试验，进行大组病例、随机分组、双盲对照、中药上市后再评价8000例到20000例的临床观察，以及中医临床研究的循证医学、转化医学等，这都是推进中医现代化、科学化的重要措施，目前已取得重大进展。今日之中医已不是三千年前的中医，不要用一百年前甚至三千年前的观点评论当代中医；不要用"小脚大辫子"的观念认定当代中华民族仍是一百年前愚昧落后的民族；不要用芭蕾舞的标准评论当代的京剧、越剧、豫剧等民族艺术；也不要用西医的标准评价中医。应该用历史的、发展的观点，正确的、实事求是的科学态度评价当代中医。

中医学不是十全十美、完美无缺的医学，也不是发展到登峰造极的医学，中医药有精华也有糟粕，因此我们一贯主张要"取其精华，弃其糟粕"。况且，难道西医是完美无缺的医学？只有精华没有糟粕？不需要"取其精华，弃其糟粕"？我们认为，无论中医西医都需要不断发展创新，不断改进、完善与提高。中医学发展的前景应该是中医现代化、科学化，但不是中医西化、把中医药化成西医药。

医学是治病救人的科学，无论中医或西医的首要任务都是治病救人、提高疗效、提高治病救人的能力、提高防病治病的水平。这才是硬道理，才是评价中医的金指标。把大量时间精力用在一些抽象概念的无休止的争论上，不如把全部精力用于提高疗效、提高治病救人的能力和防病治病的水平上更有意义。

应该大力提倡中西医互相尊重、互相学习、团结合作、取长补短、一切为了治病救人、一切为了人类健康。不应提倡中西医对立、互相排斥、打内战、比高低、以己之长攻人之短。

提高疗效，提高全民健康水平，才是关键，才是压倒一切的首要任务。

（李连达）

本文引用地址：http：//blog.sciencenet.cn/blog-715370-798634.html

学习韩启德院士报告有感！

韩院士针对我国医学界及公众存在的一些问题，提出一些"颠覆性意见"，从不同角度提出一些新观点、新理念，对我很有启发，使我受益匪浅。但有两个问题需要请教。

第一，韩院士指出："医疗对人的健康只起8％的作用，更多是由生活方式、生活条件、经费保障来决定的。因此，我们应该有一个更好更全面的看法。"提醒人们不要过度诊断（检查）、过度医疗，这是完全正确的、必要的。但是要准确评价"医疗"对人类健康起多大作用（准确定量）是很困难的。不知道这个8％是如何算出的？是主观推论，还是客观研究结果？是估测值，还是实测值，还是官方报告、学会报告、研究团队或个别专家的研究报告？"健康"的标准（量化指标）如何确定？是否"起作用"的判断指标是什么？是以患病率、病死率、平均寿命等为判断指标，或是多指标评价？

第二，狭义的"医疗"如果是指吃药、打针、做手术而言，"对健康只起8％作用"可能是正确的。但是广义的"医疗"不仅局限于吃药、打针、做手术，还包括预防、治疗、养生、保健，既包括改善生活方式、调整生活规律，还包括饮食营养、精神调节、心理治疗，甚至包括公共卫生、环境卫生、劳动卫生、精神卫生等多方面的综合医疗措施，所以广义的"医疗"对人的健康所起的作用可能不限于8%。

有些人过分迷信药物，认为药物是万能的，能包治百病、延年益寿、长生不老。有些商人夸大宣传，甚至无中生有地吹嘘某些药物或疗法的作用，欺骗群众、坑害患者，这种做法应该纠正。因此，需要加强科普宣传，正确认识医疗对健康只能起到部分作用，而不是万能的作用，是很必要的。

"医疗"仅仅是保证人类健康的一个重要组成部分，而不是全部。通过预防为主及多方面的综合性措施，才能更全面、更有效的保证人类健康。我们既不要迷信、夸大"医疗"作用万能；也不要过分贬低"医疗"的作用，造成"医疗无用论"，如同"读书无用论"一样的误解。

同样道理，过度诊断（检查），不仅造成经济上的浪费，而且有些检查对人体有害，应该防止不合理的过度频繁、过多项目的理化检查。但是合理的、有选择的、定期的检查是必要的，有利于疾病早发现、早诊断、早治疗，大幅度提高疗效。曾有位演员如果能早期查出乳腺癌，早期治疗，根治疾病的希望很大，但遗憾的是未能及时检查，发现太晚，丧失了治疗时机，令人痛心不已。因此，对于医学检查既不要过度，也不要排斥，应以合理、适度为宜。

以上看法未必正确，仅供参考，欢迎指教。

（李连达）

本文引用地址：http://blog.sciencenet.cn/blog-715370-798564.html

"低价药"是解决"看病贵"的关键吗？

"看病贵"的根本原因不是我国的诊疗费、医药费比其他国家贵，而是患者自费比例高，报销比例低，患者自己负担的费用高于其他国家。因此，解决"看病贵"的关键在于：首先要增加国家及社会的经费投入，扩大医保覆盖面，提高报销比例，降低患者自费的比例，才能真正减轻患者的经济负担，从根本上解决"看病贵"问题。我国近年在这方面作了很大努力，国家及社会的投入大幅度增加，医保覆盖面及报销比例不断增加，有些重病大病几乎全额报销，这些措施使解决"看病贵"问题获得重大进展。

控制药费是个双刃剑。药费过高、不合理定价，以及"以药养医"，显然会增加患者的经济负担，应该坚决采取措施，严格控制药品定价、不合理涨价，以及"以药养医"等。在这方面政府已经采取一系列措施，希望能收到预期效果，使患者收到实惠。但是千方百计压低药价，甚至压低到不合理程度，会带来两个问题。

（1）过分压低药价，甚至低于成本，使药企无利可图，甚至亏本生产销售。有的药厂因此被迫停产，停止销售，市场断货，医生为了治病救人不得不寻求更贵的药品，结果使患者的药费反而增加，并未受到实惠。也有的药企，为了降低成本，偷工减料，生产劣质药，使得疗效降低，贻误病情，甚至给患者造成不应有的损失。因此，药费定价应该合理，我们既反对暴利、暴涨、定价过高和"以药养医"；但是也不赞成千方百计地压低药价，压至不合理程度，过分压低药价不是解决"看病贵"的首选措施，反而会打击民族药企的合理发展，带来一系列负面效应。

（2）在遴选《国家基本药物目录》《医保药物目录》以及各种药物目录时，一直存在两种观点的争论：有些行政领导、官员、财经干部坚持选用低价药，甚至设定门槛，必须是低价药才能入选各种目录，"低价药"是先决条件，甚至是唯一条件；而广大医学专家、临床医生则坚持要把疗效最显著、最安全、最好的药作为首选，优先选入各种目录。但是最好的药不一定是低价药，可能是平价甚至高价药，因不符合入选标准而被排除在外。我国医药卫生事业费和医保费等经费有限，认真算细账、节约开支是必要的，把低价药作为首选药也是可以理解的，但是用疗效最显著、最安全、最好的药，可以提高疗效、缩短疗程、减少全疗程的用药量、减少住院的时间、误工时间及陪床时间，总支出费用会大幅度下降；而用低价药，有效但作用不强，疗程不能缩短，总用药量增加，住院费、误工费、陪床费等多方面的支出会增加，患者负担的总费用可能会更高。而且，如果控制病情不理想，病情恶化所带来的后果，不堪设想，甚至医药费会大幅度增加。因此，很多医生和患者宁愿选用疗效显著、安全性好的药，而不愿选用低价药。低价药的单次费用及单日药费可能偏低，但全疗程的医药费总支出可能更贵。这笔账医务人员很重视，而行政领导、财经专家不太重视，或不太理解。

因此，合理定价，合理选药，重在"合理"二字。既要禁止药费暴涨、不合理定价、变相涨价和不合理的"以药养医"；也不要过分地不合理压价，把压价作为解决"看病贵"的首选措施，甚至是唯一措施。

解决"看病贵"是多方面、多因素的系统工作，关键在于"医改"，主要措施与配套措施、宏观政策与具体规定，必须成双配套、齐头并进，不能指望压低药价一项措施，单枪匹马地收到奇功。

（李连达）

本文引用地址：http：//blog.sciencenet.cn/blog-715370-796902.html

不应有的错误

第一，2014年5月14日中央人民广播电台报道《国家药品不良反应监测年度报告（2013年）》，并做了评论，指出："合格的药品不需要不良反应监测，药品的不良反应是医疗错误和医疗事故，发生不良反应的药品就是假药和劣药，不能再使用。"短短几句话就有四个原则性错误。将在全国医药界和广大群众中产生严重的影响。

（1）如果"合格的药品不需要不良反应监测"，那么国家食品药品监督管理局将严重失职。

（2）如果"药品不良反应是医疗错误和医疗事故"，那么全国大多数医生都将进法院受审。

（3）如果"发生不良反应的药品就是假药和劣药"，那么全国绝大多数中药西药都将成为"假药""劣药"。

（4）如果"发生不良反应的药品不能再使用"，那么绝大多数药物均应禁用，全国患者将无药可用。

药品不良反应的定义是："药品不良反应是指合格的药品在正常用法用量下出现的与用药目的无关的有害反应。药品不良反应是药品固有特性所引起的。任何药品都有可能引起不良反应。"

通俗地讲，对什么是正常药物不良反应可以这样认识。①是合法的药品（经国家主管部门正式批准生产的药品）；②是合格的药品（符合法定质量标准的药品）；③药品的使用是合理的（符合药品说明书的法定适应证、用法、用量等，不存在长期、大量、不合理用药）。

在符合①②③条件下，出现与治疗无关的（或对人体有害的）作用，即为不良反应。国家食品药品监督管理总局监测不良反应的主要对象就是合法、合格、合理使用的药品，并非"合格的药物不需要监督"，不良反应并非"是医疗错误和医疗事故"，也不是"发生不良反应的药品就是假药和劣药"，更不是发生不良反应的药品"不能再使用"。

中央人民广播电台是在国内外很有影响的权威媒体，竟然犯如此严重的错误，将危害全国医药界及广大群众的正确认识及合理用药，会制造混乱，恶化医患关系，后果不堪设想。希望电台尽快更正，挽回不良影响，并希望各媒体报道医药界（特别是涉及专业技术问题）时，一定要慎重，切不可自以为是、信口雌黄。

第二，今年不良反应监测到的数据高于往年，为什么？

2009年全国发生不良反应事件为63.9万件，2010年为69.3万件，2011年为85.3万件，2012年为120万件，2013年为131.7万件。有逐年上升趋势，是否我国的药品质量一年不如一年、不良反应日益严重？并非如此。发生这种情况可能与三方面原因有关：①国家投入增加，就诊患者数增加，用药量增加，发生药物不良反应的机会因此相应增加；②随着国家及各地药监系统的建设与完善，不良反应上报率增加，漏报、瞒报者减少，这是监测工作不断改善的结果；③目前监测数据为例数（例次数），不是发生率，我们只知道全国有多少人发生不良反应，而不知道不良反应发生率是多少，这个数据不能准确反映出每种药品的安全性水平。例如，某种药物应用人数越多，发生不良反应者也越多，并不说明该药毒性强，不良反应严重。因此，对于这组数据不要误读、误解。

第三，在2013年发生的131.7万件药品不良反应中，有78.4%是由医疗机构上报的，说明广大医务人员对发生药物不良反应事件十分重视，早发现、早上报、早处理，以确保患者安全。但是由药厂上报者仅占1.4%，说明有些药厂对不良反应重视不够，消极被动，甚至漏报、瞒报。日本武田制药因隐瞒药物不良反应而被法院罚款60亿美元，应引以为戒，不可重蹈覆辙。

第四，在各类不良反应事件中，化学药的抗生素类、中药的注射剂类，都是高发区，因此强调合理用药是关键。盲目用药，长期大剂量的不合理用药，以及中药注射剂的混合用药都是诱发或加重不良反应的主要原因。应加强监督，注意改进。

如今，由于国家的重视、投入的增加、医药工作者的共同努力、监管系统的逐渐完善，我国药品总的情况是好的。药品的质量和数量不断增加，药品的安全性及有效性也在日益提高。但是由于情况复杂、涉及面广、整改难度大，存在的问题也不少，有些问题还比较严重。进一步加强新药研发，提高药品质量，特别是药品安全性、有效性，加强监督管理，最大限度地满足防病治病的需求，这些工作任重而道远，还需各方面团结合作，继续努力。

（李连达）

本文引用地址：http://blog.sciencenet.cn/blog-715370-796600.html

正确认识"提高幼儿园出勤率"的意义与重要性

有关幼儿园不合理用药的新闻报道,几乎千篇一律都认为"提高幼儿园出勤率"是罪魁祸首。认为幼儿园为了增加收入,减少因幼儿缺勤而退还给家长的保教费、住宿费,幼教老师为了多得奖金,而热衷于用吗啉胍提高幼儿的出勤率。有的记者调查很详细:"孩子一月全勤,奖老师25元""幼儿当月在园天数不足法定工作日一半时,按保教费、住宿费额的50%退还""学校的动机,为了不退保教费,提高出勤率"。为了金钱而"提高出勤率",为了"提高出勤率"而用吗啉胍,因而事件的罪魁祸首是"提高出勤率"。这种看法值得商榷。

第一,幼儿园出勤率的高低,是幼儿园工作质量高低、预防传染病、保护幼儿健康工作好坏的重要判断指标。出勤率高就意味着幼儿园内无传染病流行,绝大多数幼儿的健康状况良好,这不仅是对幼儿园的最高要求,也是家长们最关心的。特别是在流感、手足口病流行期,幼儿园出勤率的高低,是园内有无传染病流行的敏感指标,对于及时采取预防保健措施有重要指导意义。因此,我们应该鼓励、倡导采取一切科学合理的措施,预防传染病,提高幼儿出勤率,降低因病缺勤率,这是十分重要的。不应误解、曲解,甚至否定幼儿出勤率的重要性。

第二,我们反对用不科学、不合理的措施"提高出勤率"。无论是不合理用药,用治疗性药物代替免疫制剂;还是用奖金提高工作人员喂药的积极性,都是不正确的。因为吗啉胍不能代替免疫制剂预防传染病,不可能"提高出勤率",因而既不可能增加幼儿园收入、减少退还保教费,也不可能增加幼教老师的奖金,反而会给幼儿及家长们带来不应有的风险和损失。

第三,我们应该肯定用科学合理的措施,提高幼儿园出勤率是正确的,应该提倡和鼓励。但是用不合理不科学的办法,既不能预防传染病,提高幼儿健康水平,也不能"提高出勤率",应该严加制止。

在有关部门处理这类事件及媒体报道时，应该查清事实，分清是非。正确的应该肯定，错误的应该纠正，正确理解一些关键问题，特别是医药专业问题，不要误解、误导群众。对全国各地有类似情况的幼儿园，要从全局出发，统筹考虑。要准确定性，掌握政策界限，慎重处理。

请注意：在泼洗澡水时，不要将孩子一起泼出去。

（李连达　李贻奎）

本文引用地址：http://blog.sciencenet.cn/blog-715370-779538.html

动机是好的，做法有错误

近日媒体报道西安市两个幼儿园用"吗啉胍"预防流感，引起家长不满和社会关注。对此类事件应该查清事实，慎重处理。

动机是好的，目的是为了预防流感，保护幼儿健康

我国医药卫生工作强调"预防为主"；中医界强调"治未病""上工不治已病治未病"，也是"预防为主"的思想。"预防为主"是采取科学、合理的综合措施，达到预防疾病（特别是传染病）、保护人群健康之目的。通过搞好诸如环境卫生、个人卫生，形成科学的生活制度，达到合理的营养饮食，以及做好某些传染病的免疫预防（如流感疫苗、乙肝疫苗等）等多方面的预防措施，达到保护人群健康之目的。

但"预防为主"不是盲目、不合理用药。有人宣传药物（中药或西药）有治疗作用就有预防作用，可以代替免疫预防。比如在流感流行期提倡用清热解毒中药或抗病毒西药（磷酸奥司他韦、吗啉胍）预防流感，认为这些药能治流感就能预防流感，可以起到流感疫苗注射的作用。这是一种误解，治疗药物不是免疫制剂，有治疗作用不一定有预防作用，且至今尚无严格的大组人群对照研究，能够确证这些中西药可以代替流感疫苗注射，有肯定的预防作用。

在流感流行高峰期，病死率较高，这会引起一些人的恐慌，特别是独生子女的家长，以及高危人群集中的幼儿园，他们唯恐自己的孩子受传染发病，更怕幼儿园爆发流行、大量幼儿集体发病。因此，有些幼儿园或家长听信传言，误认为这些中西药可以预防流感，而自行选用。在流感流行高峰期这种不合理用药不是个别现象，不是仅这两家幼儿园在用，可能涉及全国很多幼儿园，带有普遍性。因此，处理这类问题应该从全局考虑，多听取医药专家意见，准确定性、慎重处理。

【 做法有错误 】

（1）托幼机构为了预防传染病、增加营养、提高健康水平等目的，需要给孩子集体用药时，都必须获得当地卫生局、防疫部门及有关主管部门的批准，并在有关部门指导下进行。未经批准，擅自决定群体用药是不合法的。

（2）托幼机构不论出于什么目的，要给孩子们用药或采取某些特殊措施，必须征得家长同意，说明用药目的、意义、优缺点以及可能出现的各种意外情况。

（3）选药不当，属不合理用药。为了预防流感，应在有关部门指导下，选用流感疫苗，而用"吗啉胍"不能达到预防流感之目的，为不合理用药。

（4）合法合格（有执业证书）的医生有处方权，可以使用处方药及非处方药。如果用药不当，有错误，属于不合理用药，医疗过失。但是不合法、不合格、没有执业证书的医务人员（如护士）或非医务人员（如幼教老师、幼儿园园长等），没有处方权，无权使用处方药。擅自使用处方药，属非法行医。当然在合格医生指导下，协助组织工作是允许的，如果用药不当，应由医生负主要责任。

〖家长们最关心孩子们的安全问题〗

据媒体报道，这些孩子连续用药3年，有的报道是连续用药5～6年，如果情况属实，确实十分严重，孩子们的安全令人忧虑。但实际情况并非如此：每年春秋两季各用药2～3日，每日1次，每次半片或1片药，每年实际用药4～6次，总量2～6片，每次用药的疗程很短（2～3日），用量不大，而该药经肝脏代谢，24小时内随尿排出。因此，大部分用药者不会在单次用药后发生急性严重不良反应，也不会在间断用药3年后发生严重的慢性蓄积性毒不良反应。该药在临床已用50多年，尚无严重毒不良反应的报告。因此，家长们不必过分焦虑、紧张。

目前有关部门已对所有用药者进行全面检查，如有孩子查出问题，也会及时给予正确处理，家长不必过分担心。

〖西安市卫生局组织多方面专家进行鉴定的做法符合有关规定，是正确的、合法的〗

专家鉴定提出四点意见：①"吗啉胍"是合法的处方药；②预防性用药效果不明显；③不良反应可引起出汗、食欲不振、低血糖等；④短期用药，合理剂量，引起蓄积毒副作用的可能性较小。这四点医学鉴定意见也是正确的。

有关部门在作大量善后工作，对全体用药者进行体检及处理，确保孩子们的健康；应该广泛听取专家们的意见，满足家长们的合理要求，做好解释和安慰工作。

〖我国儿童医疗保健工作亟待加强〗

当前儿科医生严重不足，各儿童医院超负荷、超强度工作，已经到了极限、到了难以想象的程度，儿童医疗保健工作亟待加强。

我国托幼机构（托儿所、幼儿园）数量少、质量差、费用高，难以满足社会需求。多数托幼机构养不起合格的医生，由幼教老师、保育员、护士或不合格的"医生"（无执业证书者）代替，他们缺乏足够的育儿知识，特别是医药卫生知识和预防传染病的知识。用治疗药代替免疫制剂预防传染病的不合理用药现象时有发生，并非个别现象。因此加强托幼组织的建设，加强监督管理，配备必要的医生或保健人员，加强培训，提高医药卫生及保健知识（特别是传染病预防知识），以确保婴幼儿健康是十分必要的。

此外，应注意不要过分炒作新闻，防止小道消息造谣生事、激化矛盾，增加家长们的紧张、恐慌。不要在全国搞得风声鹤唳、人心惶惶，甚至诱发社会群体事件。

（李连达　李贻奎）

本文引用地址：http：//blog.sciencenet.cn/blog-715370-776599.html

医改要啃硬骨头，城市大医院应为首选对象

2014年3月6日，国家卫生和计划生育委员会主任李斌在记者会上，全面而系统地介绍了我国医药卫生和计划生育等方面的工作，特别是医改工作所取得的重大进展和成绩。这是国家的重视，主管部门的努力，全国医药卫生工作者辛勤劳动的结果，成绩显著，应予充分肯定。

但是"看病难""看病贵""以药养医""过度诊疗"，医院补偿机制不健全，医患关系紧张、暴力伤医事件不断，以及医药卫生工作者的社会地位、经济地位和合法权益的保护等问题，是广大群众和医药卫生工作者最关心、最有意见、影响最大、迫切需要解决的问题，至今没有得到解决。钟南山院士提出尖锐但不极端的意见，应该引起各主管部门的重视，认真对待。

为什么一方面是医药卫生工作取得重大进展和成绩，而另一方面群

众最关心、最有意见、最要求解决的问题，医改5年至今没有解决？我认为原因有以下几点。

第一，医改工作涉及多方面的综合改革，公立医院改革是医改的重要组成部分，是深水区、硬骨头。情况复杂、问题多，直接关系到广大群众切身利益，是群众最关心、意见最多、最迫切、也最难啃的硬骨头。是先易后难，先啃软骨头、后啃硬骨头，先解决县级公立医院，后解决市级公立医院的改革；还是软硬骨头一齐啃，市、县级公立医院改革同步进行，龙头带动龙尾一齐腾飞？需要慎重决策。

第二，城市公立医院（特别是三甲等大医院），是"看病难""看病贵""以药养医""过度检查"及暴力伤医事件、体制机制不顺、补偿机制不合理等问题最突出、最集中的地方，也是群众意见最多、矛盾最多、情况最复杂、最难解决的"是非之地"。城市公立医院是医改工作能否取得最终胜利的关键。医改5年，已进入深水区，必须以最大的勇气啃硬骨头，解决关键问题，不能回避主要矛盾，只啃软骨头；在公立医院改革中，不能只打外围战，更需要攻坚战，占领制高点。

第三，县级公立医院诊疗范围覆盖9亿人口，是医疗服务中的大头，搞好县级公立医院改革可为城市公立医院改革积累经验，创造条件。因此，今年要对1000个县的公立医院进行改革，这是必要的、合理的。但是城市公立医院的改革，5年只有17家医院进行改革试点，至今没有一家医院提出较完整的医改方案和较成熟的经验作为示范典型，真正解决"看病难""看病贵"等难题。今年计划由原来的17家扩大到每省至少有一个城市开展公立医院的综合改革，按此计划至少要2～3年之后才能全面进行城市公立医院的改革，"看病难""看病贵"等群众最有意见、迫切需要解决的问题，也要等2～3年之后（甚至更久）才能逐步得到解决，这样做是否过迟、过慢？而大部分未进行公立医院改革的城市，如何解决"看病难""看病贵"等一系列问题？补偿机制没有解决前如何解决"以药养医"等问题？

第四，城市公立医院与县级公立医院有着不可分割的密切关系，特别是分级医疗制度的建立与完善，是解决"看病难"的有效措施。城市公立医院没有全面进行改革，只是县级公立医院进行改革，必然会遇到很多无法解决的难题。龙头不动，龙尾岂能腾飞？

第五，建议合理调整加速市级公立医院改革。今年及以后医改工作的重点之一应该是城市公立医院（特别是大医院）尽快启动改革，有计划、有步骤地全面推进。应该以城市大医院（三甲医院）为首选试点，下大力气解决一系列政策、法规、体制机制等有代表性的关键问题。力求有所发展、突破及创新。为全面推进各级公立医院的综合改革奠定基础，为解决"看病难""看病贵"等一系列难题提供有效措施和成功经验。群众最关心、最有意见、最迫切要求解决的问题，不能拖到2～3年后才开始解决。另外，城市及县级公立医院的改革，应该龙头龙尾一齐动，但又要分清主次，分清轻重缓急，有计划、有步骤地全面推进。要根据各级、各地区公立医院的特点和具体情况，进行差别化改革。既要有相同的政策、法规、原则及一些宏观规定，又要有不同的差别化的具体细则；既要强调所有公立医院的共性，又要考虑不同等级不同地区不同性质的公立医院的特殊性。不宜一刀切。

（李连达　李贻奎）

本文引用地址：http://blog.sciencenet.cn/blog-715370-774086.html

对"烟草院士"之愚见

□ 控烟与禁烟之选择

"吸烟"有百害而无一利，尽人皆知，对吸烟者本人、周围人群及社会都有很大危害。与"吸毒"无本质区别，只有程度区别。为什么世界各国都在虚张声势地搞"控烟"，而控烟效果并不理想、不能解决根本问题？试问控烟以来各国的烟草产量、销量、盈利及上交国税等下降了多少？试问控烟以来各国的烟民减少了多少？吸烟引起的肺癌及各种疾病发生率下降了多少？死亡人数及致死率下降了多少？

既然"控烟"不解决根本问题，理应"禁烟"，下令停止烟草生产、销售，并逐步禁止吸烟，以确保人民群众的健康。但是不能"禁烟"的阻力来自何方？来自广大烟民、烟草企业，而最重要的是来自财政部、税务总局、经济计划等有关国家收入的各部门、各有关领导等。尽人皆知烟草税收相当于石油工业的总税收，是国家财政收入的一个重要组成部分，是任何一个国家财经决策者们难以割舍的一块"肥肉"。反对"禁烟"者们是从国家利益出发，从国家经济建设出发，并非恶意，不是"坏人"，无可指责，但是他们忽略了吸烟对人群的危害，对社会的危害。

用人民的健康换财政收入的增加，是否正确？是否是明智之举？本人不敢妄加评论。但有一点可以肯定：吸烟之害不能彻底解决是国家行为、组织行为，不是哪一个人的个人行为，也不应由哪一位科学家负责，不应将责任推给个人，使之成为替罪羊。

▢ "烟草院士"的功过是非

近来"烟草院士"已成众矢之的、大众"公敌"，非杀头不足以平民愤。对此有些未必正确的看法，供参考。

（1）"烟草院士"的研究方向、目的、任务，是组织的指示、领导的决定，并非个人擅自做主的决定，"下级服从上级"是一贯原则。因此，如果科研方向、目的有问题，应由上级组织、领导负主要责任，而不应由一人承担全部责任。

（2）"降毒减害"作用，包括两个内容：①"降毒"是降低卷烟中有毒有害物质；②"减害"是减轻吸烟对人体的危害。"烟草院士"的大量研究，已达到"降毒"作用，部分地降低了卷烟中有毒有害物质，这一点应予以肯定，这也是很多国家科学家追求的目的。但是他是化学家，不是毒理专家，更不是临床专家。他未能证实"降毒"卷烟对人体能否减轻损害，甚至会不会加重损害。能否"减害"需要作大量毒理研究，特别是大量人群对比研究，才能获得可靠的科学证据，目前只有经验判断、推论，不能确定"降毒"能否"减害"。

因此，对"烟草院士"的工作，应该以实事求是的科学态度，分清功过是非，正确给予评价，他对烟草"降毒"的贡献应当予以肯定。目前的工作不能确认"降毒"能否"减害"，他是有一定贡献的学者，还是"为虎作伥"的坏人？"控烟"不力、"禁烟"不能，烟草之害不能根除，应由他一人负责，还是应由谁负责？

我与这位院士素不相识，没有任何交往，不过是希望对学者多一点爱护，多一些尊重。在学术上有不同看法很正常，可以讨论或辩论，但不宜上纲上线，用政治或行政手段处理。

愚见多谬误，欢迎指正。

（李连达）

"院士退休"之我见

〖院士退休的问题〗

中国科学院及中国工程院（以下简称"两院"）的《院士章程》中有规定，院士是"国家设立的科学技术方面的最高学术称号，为终身荣誉"。既是荣誉称号如何退休？既是终身荣誉如何改为"任期制"，还要有年龄限制？

我国有多种多样的荣誉称号，例如"国医大师"是终身荣誉，没有年龄限制，不可能60岁以前是"国医大师"，60岁退休以后不再是"国医大师"；也不可能有任期制、退休制，今天是"国医大师"，任期已满，退休了，就不再是"国医大师"了。其他如"文学大师""艺术大师""工艺大师""劳动模范""道德模范""战斗英雄"等荣誉称号，也不可能有任期制、退休制或年龄限制。

荣誉称号不同于职务、工作岗位。无论是省长、部长、校长、院长、所长、主任等行政领导或技术领导，或是一般工作人员、工人、服务员，如这种凡是有编制的职务，均应有退休制、任期制，并有年龄限制。但农民、个体商户、小商贩等没有编制者，不存在退休制、任期制及年龄限制，不可能60岁以上的农民不准种地。

院士是荣誉称号，不存在退休问题，但是院士担任的职务则应有任期制、退休制及年龄限制，且应与非院士的广大科技工作者、在编人员，一视同仁，不享有任何特权及特殊优待，其退休年龄、任期时间、退休条件等，也应与其他科技人员相同。必须明确一点，院士作为荣誉称号，不存在退休问题，但是院士所担任的职务如校长、院长、课题组长等，则应有任期制、退休制及年龄限制，两者不应混为一谈。

【 院士特权及特殊待遇问题 】

社会流传院士享有特权和特殊待遇，相当于"省部级待遇"。但是在"两院"及有关部门的政策、法规及章程中，从未见到任何明文规定院士享有任何特权或任何特殊待遇，更无"省部级待遇"之规定。为何在社会上有各种各样传言？

（1）一些人根据一些社会现象和媒体报道，道听途说、以讹传讹，逐渐形成一套似是而非的推测。把院士想象成享有特权、特殊待遇的特权群体。

（2）有些省市地方政府、大学、科研机构，尊重科学、尊重人才、招贤纳士、招聘院士，给他们提供优厚待遇，给院士几百万、几千万，甚至一个亿，这些消息在社会上产生了巨大的轰动效应。但是这其中大造声势、大肆宣传者多，真正落实者极少。真实情况是借院士之名，向上级申请巨额经费，全部用于当地大学或科研单位，买设备、建研究室、开展科研工作，对于提高当地科技水平，促进科技事业发展确实有帮助，但是这些经费院士分文不取，也无支配权，对院士没有什么帮助。尽管如此，只要对当地科技事业的发展有利，有些院士还是愿意"助人为乐"，接受聘任。

（3）极少数院士，利用院士的荣誉称号（更多的是利用担任的职务、职权），以权谋私，垄断大量科研项目及经费，掠夺别人的科研成果，到处摘桃，拉帮结伙，为本人、本单位，或亲朋好友，谋取私利，甚至用学霸作风打压后起之秀，排斥其他科研团队，严重干扰了科技工作的健康发展。这不是国家给院士的特权，而是社会上不正之风在科技界的反映，这种不正之风应该坚决制止。

必须强调，院士只是荣誉称号，没有任何特权，不享有任何特殊待遇，更没有"省部级待遇"，不应与任何不正当的权益挂钩。

关于院士的体制、机制及各种各样的问题，应该不断改进、完善。是否应该取消"两院"，废除院士制？本人不敢苟同，也不敢妄加评论，希望高人指教。

（李连达）

本文引用地址：http：//blog.sciencenet.cn/blog-715370-742690.html

中医药界三大害！

近年我国中医药事业有很大发展，但是"三害"猖獗，为害严重。应引起重视，坚决除"三害"。

一害，非法行医危害严重。

近年"神医""仙姑""大师"等横行于市、招摇撞骗。轻则骗财，重则害命。他们的共同特点在于：都不是医生，没有合法行医资格。在很多国家，非法行医者要判刑入狱，我国一般是"取缔""罚款"。今日取缔，明日换个地方、换块招牌，又可开张行骗。

二害，假冒伪劣药品，图财害命。

药品的暴利使得不法之徒铤而走险。不仅是骗人钱财，更重要的是假冒伪劣药品没有治疗作用，甚至有毒有害，轻者延误病情，重者中毒、死亡。这在很多国家会判以重刑，并罚款数十亿美元。我国的惩处力度需要加强。

三害：虚假广告，违法宣传，夸大疗效，隐瞒不良反应。

这种做法欺骗患者与医生，对于合理用药、保护患者安全，危害严重。国家药监局每年查处这种不法行为几千件，但是屡禁不止。中药的药品说明书上应如实填写药品的不良反应，不得隐瞒、欺骗。但是很多中药制剂的药品说明书隐瞒不良反应、填写"无不良反应""未见不良反应""尚未发现不良反应"，还有一些只填写部分不良反应，避重就轻。

很多国家对夸大疗效、隐瞒不良反应、做虚假广告及违法宣传，或有其他不当行为者，要罚款几十亿，甚至百亿美元，使之倾家荡产，严重者还要将药企老板绳之以法。

我国对于虚假广告违法宣传的查处，一般是停止违法广告宣传、通报批评，罚款几万到几十万人民币。然而一个虚假广告可以骗到几千万至几个亿，目前的打击力度不足以震慑其违法和暴利行为，致使虚假宣传、违法广告泛滥成灾、此起彼伏，其范围之广、数量之多，远远超过其他国家。

中医药界的三大害，是多方面原因造成的。但是法制不严、打击力度不够，不能有效地震慑犯罪分子、制止各种方式的诈骗行为，不足以根除三大害，也是重要原因之一。为了保护患者的安全，需要动员中医药界、医药卫生界及社会各界共同努力、积极揭发、坚决打击一切犯罪行为，才能彻底除"三害"。才能确保广大患者的安全，推进中医药事业的健康发展。

（李连达　李贻奎）

本文引用地址：http://blog.sciencenet.cn/blog-715370-740792.html

痛悼遇害的白衣战士！

近年医患关系日益紧张，全国医患恶性事件在2006年为10248件，2009年升至16448件，2010年更升至17243件。2000~2012年被杀医生14人，伤者无数。

在和平的年代，他们倒在救死扶伤的岗位上，不是牺牲在敌人的屠刀下，却牺牲在被他们救治的患者手下，何其悲惨？！何等残忍？！人们在问：这样古今中外极为罕见的怪事，为何发生在我国和平建设、高歌猛进之际？为什么？应该三思。

最近温岭市第一人民医院又发生医务人员一死三伤的恶性事件。医患本是"一家亲"，共同的敌人是疾病，理应医患团结共同战胜疾病，而现在却恶化成医患对立的"敌对"关系，这是古今中外绝无仅有的怪事，为什么会出现这种反常的现象？

第一是社会矛盾。社会的不公正、不合理、两极分化等一时难以解决的难题，成为民愤、民怨，反映在医患关系上，医务人员成了社会矛盾的出气筒、替罪羊。

第二是第一次"医改"留下的后遗症。当时由于国家投入医药卫生事业经费严重不足，将医院推向市场，迫使医院商业化、自负盈亏、自己养自己，这种行为是将国家负担转嫁给人民大众、转嫁给患者、转嫁给医院；而国家给医院的全年经费仅够1个月的支出，医院补偿机制被毁，不得不将90％经济负担转嫁给患者，将"以药养医"、"过度诊疗"等一系列不合理，甚至不合法的措施强加于患者。"看病贵""看病难"情况急剧恶化，而广大群众不了解真相，误认为是"白衣天使"变成了"白眼狼"。一项错误决策所带来的恶果，全部由医务人员承担，使医生再一次成为替罪羊。

在第二次"医改"后，虽然国家采取一系列重大措施，大幅度增加经费投入，改善全民医疗保健工作，特别是基层社区医疗及农村医疗，改善医保制度等。但是城镇医院的经费补偿机制仍未解决。主要表现在：一方面医药分家，禁止"以药养医"，禁止过度诊疗，但另一方面医院的经费来源仍未解决；一方面强调医院是公益事业，不以营利为目的，而另一方面将医院推向市场，商业化、自负盈亏、自己养自己，仍在继续，无法解决。医院为了收支平衡，自己养活自己，仍然不得不采取一些措施增加医院收入，转嫁给患者的经济负担仍难从根本上解决。"看病贵"的主要矛盾是患者自己负担的费用比例过高，如能更合理地降低患者自付比例，"看病贵"问题将会迎刃而解。

【 一些误解 】

（1）"以药养医""过度诊疗""看病贵"问题，前面已述及。"看病难"实质是到高级医院、找高级专家看病难。如果无论什么小伤、小病都要到三甲医院找一流专家，那么患者多、专家少这个矛盾永远不能解决。应该设置多级医疗、分流患者，发挥基层医疗机构的作用，将轻伤小病分流到各级医疗机构去诊治，将大伤大病和疑难病症转诊至三甲医院找专家诊治，才能从根本上解决"看病难"问题。

由于大量患者涌向少数三甲医院的少数专家，使得每名医生一上午要看几十位甚至上百位患者，医生超强度工作、超量诊治，甚至带病工作，每日工作十几个小时，值班医生要连续工作24小时，有的第二天还要看4小时门诊（连续工作28小时）。尽管如此，仍然不能满足患者就诊要求，大量患者候诊3小时，看大夫5分钟成为常规；否则就无法看完全部患者。这种情况使广大患者极为不满，打骂医生不可避免。这不是医生之过，这是医疗体制机制的缺欠带来的恶果，但是医生要成为替罪羊，成为患者泄愤的出气筒。

（2）"有罪假设"的不良影响。有种"理论"认为医生是强势群体，患者是弱势群体。因而在医患纠纷时，首先假定医生"有罪"，由医生拿出足够证据证实自己"无罪"，否则即认定医生"有罪"。由于这种"理论"，使医生处于被动自卫状态，哪怕是极轻患者咳嗽一声，也要作全身的全面检查，留足"证据"，以防几年后万一患者发生其他疾病或癌症时，追究医生几年前"漏诊"的责任。这种"理论"进一步离间医患关系、煽动对立、激化矛盾，在医患关系上起到极为恶劣的作用。小偷被抓后是"无罪假设""疑罪从无"，要由公检法提出证据证实其有罪，才可定案。而医生的待遇竟不如小偷？！此论不废，医患关系很难正常化。

（3）媒体的作用影响甚大。各种媒体应该实事求是，正确报道有关医疗卫生工作，促进医患关系正常化。有利于医患团结亲如一家的话多讲，有利于医改、有利于全民医疗保健的话多讲，而不利于医患团结、煽动对立、激化矛盾、扩大事态，甚至使之成为社会事件的宣传，以及不利于医改、不利于改善医疗保健工作的话应该尽量少讲，最好不讲。

〖 建议 〗

（1）改善医患关系的关键在于"医改"，积极推进医改，解决一些根本性矛盾，治本重于治标。增加保安人员、戴头盔、穿防弹衣，只能治标，不能解决根本问题；治本措施是增加国家及社会的经费投入，明确公立医院的性质是公益事业、非营利机构、非商业化措施，而私立（民营）医院可以推向市场、商业化，自负盈亏，自己养活自己。另一方面公立医院的补偿机制和运行规律亟待解决和具体化，不能停留在口号上、文件上。有关医改中一系列关键问题，都应用治本措施逐一解决。解决这些问题难度大、困难多、阻力重重、进展并不顺利，可以理解，但还需继续努力。

（2）正确理解医药卫生工作者的现状与问题，承认他们的无私奉献和消除对他们的误解，合理提高他们的社会地位和经济地位，改善他们的工作条件与环境，确保他们的人身安全及合法权益。依法严惩杀人犯和刑事犯罪，通过合理的规章制度、体制机制的改善和提高医务人员服务质量两方面的努力，进一步改善医患关系，重新树立医患一家亲的和谐关系，重塑救死扶伤白衣战士的光辉形象。营造出医生爱患者，患者尊重医生，互相关爱，互相信任，亲密团结，战胜共同的敌人——疾病，确保全民健康的良好氛围。这不仅是医药卫生界努力的方向，也是全社会各方面、各领域努力的方向。

（李连达　李贻奎）

本文引用地址：http：//blog.sciencenet.cn/blog-715370-739467.html

评"美国塔夫茨大学就黄金大米人体试验致歉"！

近日美国塔夫茨大学就黄金大米试验致歉，有三个特点。

（1）强调"美国塔夫茨大学调查表明，虽然黄金大米研究的数据通过验证，也并未发现健康及安全隐患"。此言论是从科学角度对该试验予以肯定，认为研究数据是可信的，结果是安全的，并未从科学意义上否定或质疑这项试验。

（2）强调"研究本身未完全遵循该校伦理审查委员会的规定和美国的联邦法规"。这是从政策法规的角度肯定"美国塔夫茨大学"是正确的，是在具体工作中"未完全遵循"这些规定和法规而发生了问题。

（3）强调是研究者个人的错误。因而处罚了汤光文教授，而对于其领导机构（塔夫茨大学）有何责任只字未提。

美国塔夫茨大学致歉的第二、三条，与我国各界多数人的看法相同。但第一条不同，我国内部对此的看法也不相同。我国一般群众多数倾向于反对，转基因学界则分为肯定与否定两大派。医学及食品科学界多数专家保持沉默，有少数人从科学角度对此试验做出肯定评价，而对此试验公开表态全盘否定者，尚未发现。我认为在学术问题上有不同看法，有争论很正常。但是有几个重要事实，应慎重考虑。

（1）黄金大米是富含维生素A原的食品，不是药品、毒物，其与我国长期食用的转基因豆油相似。至今未发现对人体有任何危害，也未见任何临床报告证实其不良反应。

（2）黄金大米试验结果证实：提高了受试者体内维生素A原，有利于防治维生素A缺乏症，有利于儿童健康。至今尚未发现受试者有任何不良反应。

从科学角度进行实事求是的评价：没有可靠的证据能够否定这项研究工作的科学性、合理性和防治维生素A缺乏症的意义。有人推测黄金大米可能对食用者第二、三代的健康有影响，应该禁用；那么也有人推测飞机有掉下来的危险，是否应该禁飞？

主观推测不能代替客观证据。行政性、程序性的缺欠、错误，不能否定这项研究工作的科学价值和保护儿童健康的贡献。

（3）这项试验事先得到了有关单位领导的批准立项。中美合作协议经过有关领导批准、签字、盖公章。并经有关单位伦理委员会审查通过。在试验前没有任何单位、任何领导对这项试验的科学性、合理性及合法性提出异议、修改或停止试验的指示。因此这项试验不是科研人员目无领导自作主张的胡作非为。

（4）黄金大米试验用我国25名儿童做试验，引起公愤，可以理解。我国有10种中药申请进入美国，必须在美国用2万～3万美国人作人体试验，这不是拿美国人当小白鼠用，也不是种族歧视，企图消灭美国人。凡是新药、新食品、新方法都必须经过足够数量的人体试验，确证安全有效后，才可以推广使用。这是科学发展的需要，是提高人类健康水平、有利于社会的需要。今后随着国际科技合作的增加，将会用更多国家（包括我国）的更多民族进行人体试验，当然必须尊重各国的政策法规，根据科研需要，根据双方达成的协议，严肃认真、合法合规的进行人体试验。

（5）在黄金大米试验过程中，存在一些行政法规及程序性缺欠和错误，应认真总结经验教训，进一步健全有关政策法规及科技管理工作，特别是伦理审查的法定单位、级别、监督、执行、有效期，以及对受试者的保护与合法权益等，应有更明确、详尽的规定。

（李连达　李贻奎）

本文引用地址：http://blog.sciencenet.cn/blog-715370-727374.html

"酸性体质说" 不可信

〖事件回放〗

近日，一则"85%癌症患者属于酸性体质"的帖子在微博、微信上被广泛转载。发帖人称，人的体质分为酸性和碱性两种，保持碱性体质有助于对抗癌症等各种疾病。所以人们在饮食中应少吃酸性食物，多吃碱性食物，以改变人的体质。

〖疑问〗

人的体质真有酸性和碱性之分？如果是真的，酸碱性体质真的和各种疾病有关系吗？

〖解答〗

"说人的体质有酸碱性之分，完全是无稽之谈，不值得信任。实际上，几乎所有人的血液都呈弱碱性。"8月15日，在接受《中国科学报》记者采访时，中国工程院院士、中国中医科学院西苑医院首席研究员李连达这样表示。

"关于人的体质区分，印度有四种体质之说，传统中医学将人的体质分为平和质、气虚质、阳虚质、阴虚质、痰湿质、湿热质、血瘀质、气郁质、特禀质九个类型，但酸碱性体质一说，绝不可信。"李连达介绍，现代医学从来没有酸碱性体质这一说，这是某些人故意编造出来以达到其个人目的的说法。实际上，根据人体血液酸碱度来区分，人类的血液几乎都属于弱碱性。

李连达进一步介绍，那种"人体的血液酸度过高则容易得病"的说法，更加没有科学依据。目前没有证据表明，血液的pH值呈酸性，人就会得病。实际上，一般各种疾病患者的血液pH值和正常人也都差不多。另外，也并非血液的碱性越强，人就越健康。

靠吃碱性食物能否改变人体血液的酸碱度？李连达认为这一说法也无道理：即便吃了很多碱性食物，人体也会自行调节，使体内酸碱度保持相对平衡。

"目前有些研究表明，每个人容易得什么病，可能与其基因有很大关系。"李连达认为，现在已经有部分的证据表明，具有某种基因的人得某种疾病的概率较大，但这并非绝对。实际上，基因与人类疾病的关系，还需要进一步研究。

（彭科峰）

维护患者合法权益

大部分中药西药都有不良反应，只是轻重不同，症状不同。很多先进国家为了保护患者的合法权益，建立了赔偿制度：凡是用药后发生不良反应，并超过了药品说明书注明的不良反应，或是给患者造成较重的伤害及痛苦者，药厂应给患者赔偿。例如，美国治疗精神病的药品再普乐（奥氮平），因不良反应引起代谢障碍及肥胖等，在2006年向患者赔偿7亿美元，第二年（2007年）又追加赔偿5亿美元；又如2001年德国制药巨头拜耳公司因其生产的西立伐他汀与横纹肌溶解症有关联，导致50多名服药者死亡，该公司忍痛将其撤市，并支付了10亿美元解决以相关的损害赔偿问题。

在药品说明书中未注明的不良反应，则药厂不承担责任，因此西药说明书对于不良反应记载十分详尽，唯恐遗漏而承担巨额赔偿责任。

我国中药长期以来有两种误解：①"中药安全无毒、无不良反应"。这种看法是不科学的，因为大部分中药都有轻重不等的不良反应。②"中药有不良反应，就应禁用"。此看法也是不科学的，按此提法大部分中药、西药都应禁用，治病救人将无药可用。正确的认识应该是大部分中药、西药都有轻重不等的不良反应，我们的对策应该是：

①尽最大努力研究安全有效的药物，最大限度地减少不良反应。②尽最大努力合理用药，提高疗效，减少不良反应，使药品在治病救人时趋利避害。③加强监督管理工作，建立赔偿机制，确保患者安全用药和患者的合法权益。④要扭转对中药的误解，特别是一些药厂为了商业利益而隐瞒不良反应、欺骗群众，不顾患者安危，在药品说明书上不肯如实地记载不良反应，有的是"无不良反应""未发现不良反应"，有的是避重就轻，只写一部分轻微的不良反应，而不是全部不良反应，更不肯注明严重的不良反应。甚至有的不准医生患者揭露其不良反应，否则就用各种手段进行诋毁和诬陷。

中药说明书上过去没有"不良反应"项目，近年增加了这个项目，但很多中药厂又不肯如实填写，除了对中药的误解外，很重要的一个原因是赔偿制度的不健全。任何患者用药后发生不良反应，首先是追究医生和医院的责任，而不是追究药厂的责任，被打被杀的是医生，医生替药厂承担责任，成为替罪羊。

患者服药后发生不良反应，谁是罪魁祸首？有三种情况需要区别：①医生的责任：医生诊断有误，有漏诊或误诊，选方用药不正确，用法用量、适应证、禁忌证有错误等，由此产生的不良反应，应由医生负责，严重者医院承担连带责任。②药物的责任：假冒伪劣药物；或是合法合格没有质量问题，但有不良反应者；特别是药品说明书没有注明的不良反应，给患者带来损害及痛苦者，应由药厂负责，对受害者要负责赔偿。③既有医生的责任，也有药物的问题，医药两方面都有责任，则应分清是非，判明责任，医药两方面各承担应负的责任。

我国中药不良反应尚未引起足够的重视和正确的认识，患者合法权益受保护的有关法规及标准尚不健全，由医生代药厂受过受罚、被杀被砍的局面还没有从根本上纠正。

患者的安危是最重要的，患者的合法权益应受到充分保护，有关政策法规及标准需要进一步建立、修改、完善。

近年我国各主管部门对国内外制药企业的违法行为、官商勾结、行贿受贿等问题，特别是损害公众利益及患者安全的事件，进行查处十分必要。但这仅仅是开始，更多严重的事件还未全部曝光。彻底进行整顿将对人民大众有利，对患者的安危有利，对我国医药卫生事业的健康发展有利。

（李连达　李贻奎）

本文引用地址：http：//blog.sciencenet.cn/blog-715370-712129.html

评"葛兰素史克（中国）公司被罚人民币30亿元"

湖南省长沙市中级人民法院19日依法对葛兰素史克（中国）投资有限公司和马克锐等人行贿案开庭审判，判处罚金人民币30亿元。这是我国有史以来对药企最严重的一次惩罚。美国路易斯安那州法院曾对日本武田制药判决罚款60亿美元，对其合作伙伴罚款30亿美元（共90亿美元）。两案情节不完全相同，葛兰素史克是以贿赂为主，武田制药是以隐瞒不良反应为主。但是两者目的、性质相同，都是以不正当手段、甚至违法行为，谋取不正当利益。严重损害国家的利益、人民的利益，坑害患者。两案的情节严重，性质恶劣，但是美国法院对武田制药惩罚力度更重一些。葛兰素史克（中国）公司受到判罚符合我国现行法律，完全合法合理。

长沙市中级人民法院首先考虑的是国家利益、人民利益、患者利益，维护国家的法纪，严惩一切损害国家利益、人民利益、患者利益的不法之徒和违法行为。尽管这个判决给葛兰素史克的商业利益和药厂名誉带来严重影响，但是我们应当以国家利益为重、人民利益为重，而不是以药厂私利和药厂名誉为重，更不是为了保护药厂的违法行为而打击揭发者。

长沙市中级人民法院的判决合法、合情、合理。体现了司法公正、司法为民，严惩一切违法犯罪行为。不论是哪国的药厂，有什么背景、后台、保护伞，都难逃国法的惩罚。我国药企有类似违法行为者并不少见，应该以此为戒。立即停止一切唯利是图，损害国家利益、人民利益，特别是坑害患者的违法行为；要以人民利益为重，为保护人民健康做出应有的贡献。

长沙中级人民法院干得好！司法为民、司法公正，必然受到人民的拥护与尊重。

（李连达）

本文引用地址：http://blog.sciencenet.cn/blog-715370-829348.html

感谢朋友们的支持与关怀

我的几篇揭发批评性博文，在当事者要求下已被撤稿。编辑部的处境可以理解。

但是人民的眼睛是雪亮的，群众性揭发、检举、批评，是宪法赋予的公民权利，是不能被封杀的。

"以事实为根据，以法律为准绳"，是不可违反的原则。光明磊落、胸怀坦荡、刚直不阿、不畏权贵、敢于讲真话、敢于仗义执言、敢于路见不平一声吼，是我一生的追求，决不动摇。

一个80岁的老人，一个为治病救人奋斗终生的医生，

在垂暮之年，为了保护患者的安危，

竟然享受如此这般的"优待"！甚至连发言权也被封杀！

可谓三生有幸，不虚度此生！

感谢所有主持正义、主持公正的朋友！

（李连达）

本文引用地址：http://blog.sciencenet.cn/blog-715370-829764.html

习主席对"执法不严、司法不公"的批评

习近平主席在出席2014年1月7日中央政法工作会议中做出重要讲话。讲话中谈到执法不严、司法不公，一个重要原因是少数干警缺乏应有的职业良知。许多案件，不需要多少法律专业知识，凭良知就能明断是非，但一些案件的处理就偏偏弄得是非界限很不清楚。各行各业都要有自己的职业良知。心中一点职业良知都没有，甚至连做人的良知都没有，那怎么可能做好工作呢？政法机关的职业良知，最重要的就是执法为民。

我国是个人情社会，人们的社会关系广泛，上下级、亲戚朋友、老战友、老同事、老同学关系比较融洽。逢事喜欢讲个熟门熟道，但如果人情介入了法律和权力领域，就会带来问题，甚至带来严重问题。

学习主席指示，倍感亲切，感触颇深。我们必须认真学习，坚决贯彻执行。

（李连达）

本文引用地址：http://blog.sciencenet.cn/blog-715370-831782.html

牛肉面之谜

我国运动员张文秀涉嫌使用兴奋剂，引起社会关注和争论。过去我国有运动员曾因服感冒药及含有麻黄的中成药，导致尿检阳性。含怨难申的教训，至今难忘。牛肉面是罪魁祸首？纸上谈兵不解决问题，"实践是检验真理的标准"。

建议如下。

（1）立即对机场及有关饭店的牛肉面抽样检测，确定其是否含有泽仑诺？

（2）请几位健康志愿者，食用一碗牛肉面后24小时及48小时查尿，

看尿检是否阳性。通过这个可以迅速得出确切可靠的结论。

（3）进一步扩大搜索范围，对张文秀用过而其他运动员未用过的可疑食品、饮料、中西药物等进行检查，排除一切可疑因素。

但愿张文秀不要蒙冤。

（李连达）

本文引用地址：http://blog.sciencenet.cn/blog-715370-833833.html

四中全会，划时代的里程碑！

十八届四中全会首次提出依法治国、依法改革、依法防腐、全面推进依法治国等一系列重大决策。这是我国有史以来划时代的新发展，万民欢庆，翘首以待。近两年来有许多贪官被查。老虎、苍蝇、蚊子、臭虫、蟑螂，这些祸国殃民的败类，被扫进了历史的垃圾箱。我国在政治、经济、文化、军事、教育、科技、卫生等各个领域取得重大进展。四中全会后又将有一系列重大决策出台，我国将步入一个崭新的历史发展时期。在我们欢庆已取得的重大进展时，还须警惕那些贪官污吏、不法奸商、恐爆破坏分子阳奉阴违、抵制、反对、破坏、垂死挣扎。我们不仅需要打虎英雄、包青天，还需要千千万万的拍蝇、灭蚊、消灭臭虫蟑螂的广大群众积极参加，来一次"除四害"爱国卫生大扫除。

（李连达）

本文引用地址：http://blog.sciencenet.cn/blog-715370-837341.html

南柯一梦何时醒？！——评新药研制应该引以为戒的教训

近有报道，国际上实力最强、水平最高几大药厂（葛兰素史克、默克、诺华、礼来、罗氏、辉瑞、默沙东等），研制的十种创新药（治疗冠心病、心力衰竭、肺癌、乳腺癌、前列腺癌、黑色素瘤、抗凝血、精神分裂症，类风湿关节炎及红斑狼疮等）2014年均已完成临床前研究及Ⅰ、Ⅱ、Ⅲ期临床试验。其中治疗冠心病的药，Ⅲ期临床共观察了30000例患者。人力、物力、财力、时间投入之大、水平之高，都是国际一流的，但是结局令人震惊，竟然是全军覆没，全部失败。有的是因为疗效不理想，不能优于已有的同类药；有的是安全性不能令人满意，不良反应明显；还有的是因为其他原因被否决。损失之大，教训之深，都是空前的。这对各国新药研制者是当头一棒，必须认真汲取教训，引以为戒。

我国中药走向世界为全人类服务，是全国中医药界的共同愿望，现有十多个中成药已向美国FDA申请注册。有些已完成Ⅰ、Ⅱ期临床试验，有三个中药进入Ⅲ期临床试验。最终结果如何？难以预测。

我国中药以处方药合法身份出国，有两种思路与类型。

第一，艰苦奋斗型。有些科学家、企业家，埋头苦干、脚踏实地、老老实实地进行研究。他们对当前新药研发形势及中药特点有清醒的认识，以百折不挠的精神、实事求是的科学态度，勇敢地踏上长征路，努力为中药走向世界闯出一条血路。我们对他们应该鼓励、支持，预祝他们在艰难中前进，不断取得新进展。

第二，投机取巧型。有些人以买彩票中大奖的心态，不是努力提高疗效、提高安全性、提高科研水平，而是热衷于纸上谈兵、天马行空、大吹大擂、大张旗鼓、大造声势，左一个誓师大会，右一个庆功大会；官商结合，声势浩大，达官贵人、学界名流、商界老板、媒体精英，纷纷到场，站脚助威。抬轿子、吹喇叭，震惊全国。似乎已经胜券在握，FDA批准证书已在囊中；中药冲向世界，占领各国主流市场，大发横财、名扬四海，指日可待。

但是，吹牛的水平再高，不能提高疗效；隐瞒不良反应的花样再多，不能提高安全性；吹喇叭的调子再高，不能吹高科研水平。过去在国内行之有效的关系学、公关术、找后台、走后门等歪门邪道在依法治国的今日已经失效，在美国FDA那里更是不起作用。讳疾忌医、拒绝批评，不用苦口良药，岂能治疗沉疴痼疾？壮阳药只能兴奋一时，久用则虚火上炎，必有大害，只有猛药峻下，才能去邪火以养身。缠绵于南柯美梦中的人们，该醒醒了！中药走向世界只有一条路：唯一正确的道路只能是通过艰苦努力、百折不挠的精神，万里长征的勇气，脚踏实地的科学态度，才有希望。别无捷径，更无投机取巧的旁门左道。

（李连达）

本文引用地址：http://blog.sciencenet.cn/blog-715370-838902.html

依法治国，国泰民安！司法不公，国无宁日！

我国几千年来一直是"人治""权治"，以权治国、以权代法、权高于法。新中国成立六十多年，并未从根本上解决这个问题，仍然是"人治""权治"起主导作用。党的十八届四中全会首次明确提出"依法治国"，并提出一系列重大决策与政改措施，使我国进入一个崭新的历史发展阶段。这是几千年来的又一次飞跃。

司法领域存在的主要问题是司法不公、司法公信力不高、问题突出。习主席指出：司法是维护社会公平正义的最后一道防线。公正是法治的生命线，司法公正对社会公正具有重要引领作用。司法不公具有致命的破坏作用。

当前，司法领域存在的主要问题是：司法不公，司法公信力不高，问题突出，些司法人员作风不正、办案不廉，办金钱案、人情案、"吃完原告吃被告"等。司法不公的深层次原因在于司法体制不完善、司法职权配置和权力运行机制不科学、人权司法保障制度不健全。

习主席一针见血地指出司法工作存在的问题、改革的方向，以及一系列重大措施，为我们指明了前进的方向。我们应当全面贯彻执行中央的决定，全面落实习主席的指示，因为这是长治久安，建国兴邦之策。尽管会遇到各种阻力、抵抗，甚至破坏，我们不可掉以轻心。

（李连达）

本文引用地址：http://blog.sciencenet.cn/blog-715370-839966.html

罂粟壳与鸦片

2010年版《药典》（一部）规定：罂粟壳为罂粟科植物*Papaver somniferum* L. 的干燥成熟果壳；性味酸、涩、平；有毒；归肺、大肠、肾经；具有敛肺、涩肠、止痛的功效；用于久咳、久泻、脱肛、脘腹疼痛；用量为3~6克，易成瘾，不宜常服；孕妇及儿童禁用；运动员慎用。

在火锅及食品辅料中非法加入罂粟壳的行为，已引起广泛关注。罂粟壳是合法中药，在医生严格控制下合理使用，能起到一定治疗作用。但是盲目、长期、大量使用，对人体有害。它是"药"，不是"保健食品"，更不是"普通食品"，因此禁用于火锅、调料及各种食品、保健食品。

当人们关心罂粟壳时，忽略了两个重要问题。

（1）种植罂粟的目的是为了生产鸦片及精制毒品，而不是为了得到罂粟壳，更不是为了观赏其娇艳美丽。因此，国家规定严禁非法种植罂粟。近年有大量罂粟壳上市，说明有人大量非法种植罂粟，用于制毒贩毒。应追查毒源，铲除种植地，坚决进行打击。

（2）在大量罂粟壳上市时，必有相应量的鸦片生产、流通、扩散。应追查毒品去向，坚决制止制毒、贩毒、防止毒品扩散。

我们禁止食用罂粟壳是必要的。但是更重要的是追查、铲除毒源，并追查毒品去向。坚决制止生产、贩毒、扩大流通毒品等犯罪活动。

（李连达）

本文引用地址：http://blog.sciencenet.cn/blog-715370-840934.html

坚决拥护"依法治国"（附两点建议）

"依法治国"是国泰民安、国富民强、长治久安、建国兴邦的重大决策。我对此坚决拥护，并提出两点建议供参考。

第一，"依法治国"是绝对正确的国策，但是再好的国策也需要人来执行。由谁来执行，是个重要问题。如果由一些"包青天式"的执法者、各部门及各级司法机构来"依法治国"，他们将成为推动我国划时代大发展的强有力武器。但是若由一些"和绅式"的执法者来"依法治国"，就会歪曲，破坏各有关法律，他们会成为祸国殃民的可怕的武器。近年有几百名省部级高官及法院院长、法庭庭长、主审法官等高级"执法者"相继落网，受到严惩。这些人在查出问题之前，都是有权有势的"依法治国"的执法者。但在查出问题后，才暴露出他们对国家对人民的危害有多严重！打着"法治"的旗号祸国殃民，更为可怕。

因此，在"依法治国"的同时，必须重视执法者及执法队伍的清理、整顿、补充、提高，从体制与机制上进行改革。提高司法队伍的内部监督及社会监督、群众监督。例如对人大、政协、有关群众团体的监督，要建立切实可行的规章制度，确保执法者及司法队伍的高水平、高素质、高职业道德，成为一支坚强有力、贯彻执行"依法治国"、提高司法公正、司法公信力、打击坏人、保护好人的司法队伍。

第二，近来国家提出施行审判案件的终身负责制。凡是误审、错判，造成冤假错案者，要对主审及有关人员、有关单位追究责任，包括行政或刑事责任。这项规定有利于提高法官们的责任心，防止误审错判，防止冤假错案；有利于提高司法公正，提高司法公信力，有利于提高社会安定与和谐，是项好政策。但是也可能带来一些不良反应：对于一些冤假错案，错判长期徒刑或死刑的冤案，进行平反、昭雪、改判，将会带来很大阻力、更为困难。对冤假错案的平反昭雪，就意味着要追究主审法官、有关人员、有关法院的责任。将给当事的法院及上级法院，甚至整个司法系统带来很大的负面影响。因此，主审法官坚决抵制、反对，利用各种借口拒绝再审、平反、昭雪。而当事法院及上级法院、法官，出于各种考虑，官官相护、上级维护下级的权威性等。从下到上、从主审法官到相关人员、相关单位，都程度不等的对冤假错案的再审、平反问题，抱着消极态度，能否定就否定，能拖就拖。内蒙古有位见义勇为青年被错判为杀人犯，并在2月后执行死刑。在真凶被捕、真相大白后，理应立即平反、昭雪。但是家属连续申诉9年，有关部门一直压着不办、不审、不平反、更不追究责任，直至最近中华人民共和国最高人民法院才同意重审此案。这是一起非常典型、令人发指的冤案，是司法不公、草菅人命、又知错不改的冤案。这类冤案并非个别的，今年连续揭露了多起冤假错案。嫌疑人被关押十几年，甚至被杀的冤案，在平反昭雪的过程中，都经过层层阻力，有些人用各种各样的抵制、压制，甚至不正当手段，隐瞒案情，知错不改。因此，必须采取切实可行的有力措施，既要进行判案终身负责制，又要防止坚持错判、不肯改正，压制冤案错案的平反等错误做法。

（李连达）

本文引用地址：http://blog.sciencenet.cn/blog-715370-840936.html

新药研制失败的教训比成功的经验更可靠

科学网上经常有些专家发表文章，介绍新药研制的动态、成功的经验、失败的教训、今后发展的方向与注意事项等。其中特别是有关中药研究的一些问题，有重要学术价值与指导意义。

最近秦天明、聂广等专家，介绍近年西药新药研制中，已完成全部临床前及临床Ⅰ、Ⅱ、Ⅲ期试验却都以失败告终的案例。这些虽然都是西药，与中药无关，但是这些西药失败的教训比成功的经验更可靠。我们对此加以认真分析，借他山之石以攻玉，应当对中药新药的研制会有很大帮助，对于提高中药试验研究与临床研究水平都有重要意义。

文中介绍这些失败的西药在2014年有10种，2013年10种，2012年5种，2010年10种。共35种西药。在完成全部研究工作后，均以失败告终。失败的药物中有29种（占82.8%）是因疗效欠佳，不能优于对照组，其中2种做了两次及三次Ⅲ期临床试验，仍未过关，最后以失败告终。另有6种（占17.5%）是因为安全性欠佳，不良反应严重而失败，其中1种安全性及有效性均不符合要求。

35种西药新药失败的主要教训是其安全性、有效性问题不符合要求。而在这两方面也正是中药新药研制中的要害问题和亟待解决的问题。

‖ 中药安全性问题，有三个问题需要解决 ‖

（1）认识问题。一种认识是"中药安全无毒"，这显然是不科学的；另种认识是"中药有不良反应就应禁用"，这更不科学。很多西药都有不良反应，不能都禁用；而是应该合理使用，包括选择适应证、服法、用量、疗程等多方面的监控与合理用药。有些药厂为了商业利益，大肆宣传"无不良反应""未发现不良反应""未证实不良反应""基本无不良反应"。隐瞒不良反应、欺骗群众、坑害患者，是完全错误的。必须认真纠正。必须真实客观、全面地将药物不良反应公之于众，有利于医生、患者合理用药，有利于防止不良反应的发生。

（2）加强安全性研究。过去由于认识上的错误，对中药安全性的研究不够重视，无论数量、质量及水平等方面都与世界先进水平有很大差距。对于一些中药（原料、药材、提取物、成品制剂等）的安全性，认识不够全面、准确。因此，近年时有中药不良反应事件发生，甚至是群发事件，造成社会的不良影响。因此，全面加强中药安全性的研究，是当前亟待解决的问题。

（3）实现安全性研究的理论、方法、手段的全面现代化、标准化，十分重要。神农通过尝百草来研究中药安全性，是原始的办法，以经验判断为重，很不准确。有些传统的方法也太粗糙、不准确。中医药至今没有自己的系统、完整、准确的毒理学研究方法。因此，必须充分借用现代科学（特别是现代医药学）的理论、方法、手段及标准，对中药安全性进行全面、深入系统的研究，并应达到国际公认的水平。

〖 中药有效性研究 〗

中药是否有效、能否治病救人，是新药研究必须首先解决的重要问题。如何证实中药的有效性也是必须解决的问题。过去，中药疗效以经验判断为主，以主观自觉症状为主，以推理为主，以个案或小组病例观察为主；缺乏客观性、定量化、标准化、科学化。因而疗效评价不够准确，重复性差。经常是自认为疗效很好，而别人不承认。中医认为很好，西医不承认；国内认为很好，国际不承认。这种自我感觉良好，自吹自擂的疗效评价，水分大，准确性差，不能成为新药审评的可靠标准。

中药新药有效性研究，包括两大部分：实验药理学和临床药理学。实验药理学，用动物实验证实中药的有效性及作用机制。但是动物与人体有种属差异，动物实验结果可供参考，但不能代替临床药理学试验（Ⅰ、Ⅱ、Ⅲ期临床试验）。前者以借用现代药理学实验方法为主，适当考虑中医药特点，选择实验方法、指标及标准，目前已经有了较为成熟的经验。但是最复杂、最困难的是临床药理学（人体研究）。既要充分借用现代医药学的理论、方法、手段、标准，达到国际公认的标准；又要充分考虑中医药的特殊性、复杂性，不能全部生搬硬套西医药的标准。要求两者兼顾，不可偏废，在理论上是合理的，但在实践中极为困难，很难做到两方面兼顾。近年有大量学者进行了多方面探索，取得一定进展，但距离要求尚远。造成西医不点头，中医有意见；国内通过，国外否定；研制单位自我感觉良好，审批单位不认可等现象。使中医药临床研究困难重重，步履艰难。我们还需努力，逐步改进，使中药临床研究既要符合国际标准，又能符合中医药特点。因此，借助西药研究的失败教训与成功经验，对于推进中医药事业的健康发展十分重要。我们既不要夜郎自大，也不要妄自菲薄，而是要中西医药、各学科、各领域团结合作，共克难关。

（李连达）

本文引用地址：http://blog.sciencenet.cn/blog-715370-841490.html

壮烈殉职的白衣战士永垂不朽！

在每次烈性传染病大流行时，都有一批白衣战士壮烈殉职。在我国"非典"流行初期，有些医务人员受感染牺牲，一批烈士倒下去，又一批白衣战士冲上去，出现前仆后继的悲壮局面。

世界卫生组织2014年11月14日宣布：在埃博拉疫情中，已有14413人受感染，其中医务人员570人（约占4%）；死亡5177人，其中医务人员324人（约占6.3%）。

医务人员在十分危险的环境中，不怕困难、不怕牺牲，忘我地工作。医务人员受感染比例及死亡比例之高都是空前的，损失惨重！我国为了救助各国各疫区的人民，已派出多批医疗队，几百名白衣战士带着国家的嘱托，疫区群众的渴望，奔赴艰难危险的第一线，他们是当之无愧伟大的白衣战士，是最可爱的勇士！

祝福所有战斗在疫区的白衣战士都能为人类的健康做出伟大的贡献！都能平安地胜利归来！

（李连达）

本文引用地址：http://blog.sciencenet.cn/blog-715370-844202.html

中华人民共和国最高人民检察院、最高人民法院发布涉药刑事案件的解释，好得很！

2014年11月18日"两高"发布《关于办理危害药品安全刑事案件适用法律若干问题的解释》。对于保护人民大众的合法权益，特别是保护广大患者的安危，有重要意义。是"依法治国"、用法律保护人民权益的具体体现，好得很！

药品是治病救人的武器，而假冒伪劣药品是不法奸商、犯罪分子谋财害命的手段，其社会危害之严重、之广泛，不容忽视。世界各国对这类案件惩处严厉，打击力度很大。十多年前美国有人夸大药物疗效，欺骗公众，被判刑6个月，罚款30万美元。时至今日，惩处更为严厉，打击力度更大。2014年4月8日，日本最大药企"武田制药"隐瞒药物不良反应，危及患者安全，被罚款60亿美元，其合作伙伴礼来公司被罚款30亿美元（共计90亿美元）。还有的案件当事人被判刑入狱。相对而言，我国过去对涉药案件的打击力度不够，多以行政处分、小额罚款为主，只能起到隔靴搔痒的作用。因而屡禁不止，泛滥成灾，成为社会一大公害。

"两高"关于"危害药品安全的非法经营行为的定罪量刑标准"，明确规定了这类案件的性质、危害性、定罪量刑标准等。对广大公众及患者的安危是最有力的法律保护。对一切不法奸商、犯罪分子是当头一棒，能起到有力的震慑作用。我们完全拥护这项法律规定的颁布执行。但是有些具体问题尚须进一步解释。

（1）药品的概念：西药有原料药及成品制剂。中药有药材、饮片、提取物、成品制剂（中成药）。"假药""劣药"应以成品制剂为主。是否包括中药材、饮片、提取物及中西药的原料药？在中药材、饮片、提取物中，也有大量假药、劣药存在，是否包括在内？若包括在内，则涉及范围更广、工作量更大。需要进一步解释。

（2）"假药"是未经主管部门批准的非法"药品"，既无效，又有害；

"劣药"是经主管部门批准的合法药品，但质量不合标准，有效成分低或有害成分超标，疗效降低或不良反应增加。"假药"与"劣药"有些区别，在定罪量刑时"假药"应从严查处，"劣药"应具体情况具体分析，合理定罪量刑。例如猪肉包子，每个应有一两肉馅，但只有半两肉馅，不合质量标准，应为"劣质猪肉包子"，不合法，但是对人体危害不太严重。若用人肉馅做猪肉包子，则是"假猪肉包子"，不合法，且危害严重。因此，"假药"与"劣药"有一定的区别，定罪量刑时需具体情况具体分析，不宜一刀切。

（3）"危害药品安全的非法经营行为"包括哪些内容？"非法经营行为"的主要内容是"假药、劣药"。但不限于此，还包括药厂生产、宣传、推销、市场流通、药房销售、医院使用等诸多环节的非法行为。例如药材市场的假冒伪劣药材、饮片，药厂的偷工减料、用非药原料（工业原料）替代，或是混入有毒有害物质等。在商业宣传中夸大治疗作用，隐瞒不良反应，欺骗公众，坑害患者等，以及在销售流通过程中的非法牟利、权钱交易、唯利是图和医院的回扣推销、不合理用药等问题，都会"危害药品安全"，危及患者安全，都应属于法律监督、查处范围之内。如能配套宣布一些实施细则和更具体的规定，会更有利于贯彻执行。此外，医药有关主管部门及广大医药工作者的积极配合，全面清理、整顿"危害药品安全的非法经营行为"也是十分重要的。

（李连达）

本文引用地址：http://blog.sciencenet.cn/blog-715370-844849.html

"医生该不该做科研"之我见

医生该不该做科研？是一个带有普遍性的重要问题，是亟待解决的方向性、导向性问题。医生以治病救人为主，为了不断提高诊疗水平，需要不断科研，提高医疗水平；为了后继有人，提高医疗队伍的水平，需要不断提高教学质量，培养人才。因此医疗、科研、教学密不可分。随着医学的发展，"三合一"人才，"三合一"医院、研究院与学院也大量涌现。这是医学发展的需要。但是，医疗、科研、教学密不可分，不等于每位医务人员都应成为"三合一"的人才，都要做科研，搞教学。也不等于每家医院都要成为"三合一"的"科研型医院"或"教学型医院"。应该有选择、有条件、有重点地分工安排。

〖医生的天职是治病救人，保证人类健康〗

因此必须以医疗为主，其他为辅。不能本末倒置，喧宾夺主。近年出现一些只会科研、写文章，不会看病的医学学士、硕士、博士、导师、教授及医学专家。这是很不正常的，是培养人才的方向性错误。

〖区别对待〗

（1）因机构而异。治疗型医院、教学型医院、科研型医院都是医院，但是重点不同。这些机构都是医院，都应以医疗为主。教学医院应在医疗为主的基础上，侧重教学、培养人才；科研型医院也应在医疗为主的基础上，侧重科研工作。三类医院各有侧重，不宜一刀切，也不应强求"三合一"。

（2）因人而异。医生因工作需要而分工不同，有的人以医疗为主，有的人以科研为主，有的人以教学为主，有"三合一"或"二合一"或"单打一"的医生，也应区别对待，不宜一刀切。不是所有医生都要做科研或教学。

（3）因学科而异。医生兼做科研者，又有临床研究、基础研究（实验性研究）及理论研究之分。有的以人体为研究对象，有的以实验动物或古今医籍、医史、医学理论为研究对象。有的是在医疗基础上开展研究，有的则脱离临床，专门从事科研。这些也需区别对待，不宜一刀切，不是所有医生都必须做科研。

【科研型医院不应成为所有医院发展的方向，必须区别对待】

只有省市级以上大医院，主客观条件具备，学术水平、技术实力达到一定水平者，才可以向"科研型医院"发展。城镇的社区医院、基层医院、乡村医院等基层医疗机构，可以有条件、有选择地结合医疗需要开展一些研究工作，但不宜发展为"科研型医院"，也不应以"科研型医院"作为发展方向。基层医院的医生，不应强求做科研、发表论文、报专利、评奖项。能够出色地完成医疗工作就是好医生。医疗水平高低、服务态度好坏，应作为主要评价标准。

【几种误解】

（1）方向问题。医生、医院及医学科研机构等，主攻方向都是治病救人，它们直接或间接地为治病救人而服务，为提高诊疗水平、医学水平而努力。主攻方向不应偏离。有的医生、医院、医学科研机构不重视医疗工作，或认为临床工作不如科研高级；有的临床医生不重视医疗工作，把主要精力放在科研上；或是医院的领导们，不重视医疗工作，把大量的人力、物力、财力都投向科研，结果医院的文章多、成果多、奖项多，但是医疗水平低，治病救人的效果不好。这种方向性的错误，必须扭转。

（2）过分提倡"科研型医院"。不分条件、不分层次、不分机构性质、人员组成、技术实力及专长，"一刀切"地提倡所有医院都发展为"科研型医院"，是"全民炼钢""全民科研"的继续，"全体医务人员搞科研"是重蹈历史教训的覆辙，不宜提倡。

（3）培养人才。人才没有高低贵贱之分，只有社会分工不同。有些医生（特别是刚毕业的青年医生），认为做临床医生，整天忙于医疗，没有发展前途。只有从事医学科研才有水平、有发展、有前途。因而对于提高医疗水平不重视，把主要精力用于脱离临床的科研工作，逐渐发展成"不会看病的医学专家"。一部分人以科研为主是可以的，但绝大多数医生应以治病救人的临床工作为主。这是培养医学人才的大方向，不能脱轨。

（4）掌握正确的科研方向。近年有些医疗机构（特别是中医院及中医药研究机构），热衷于纸上谈兵、坐而论道，把中医理论神秘化、玄学化，脱离实际、脱离临床。对于提高疗效，提高防病治病能力，提高治病救人的水平，没有多大帮助，不解决实际问题。有人热衷于争课题、抢经费，生产大量垃圾论文、垃圾成果、垃圾专利、垃圾奖项，而不是努力解决临床治疗上亟待解决的重要问题。科研方向的偏离，浪费了国家大量人力、物力、财力、阻碍了中医学的健康发展，也影响了后继人才的健康成长。

（5）医学评价体系。当今我国医学评价标准亟待改进完善。在评定医生水平、职称、工资、奖励等一系列问题上，至今尚无科学、公正、完善的评审制度与标准。评价临床医生，不看他的医疗水平及治病救人的能力如何。而是以SCI论文影响因子、引用次数为金指标；或是拿了多少科研项目、多少经费、多少奖项为主要评价标准，评出了一些"不会看病的高水平医生"。也鼓励一些临床医生丢掉患者，一头扎进实验室，努力把自己培养成"不会看病的高级医学专家"，甚至医院导致的总体医疗水平大幅度下滑。这样的现象并非少见。

总之，医生该不该做科研？医院要不要向"科研型医院"发展？医学研究要不要以治病救人为主？人才培养的方向是否是"不会看病的高级医生"？这些问题都应该以实事求是的科学态度，具体情况具体分析。不论有多少理由，有多少千变万化的情况，医生的天职是治病救人，这个大方向不能改变。

（李连达）

本文引用地址：http://blog.sciencenet.cn/blog-715370-846050.html

提高中医疗效才是硬道理，何需争论不休!

中医学是治病救人的科学，经过几千年的实践，至今仍在发展，而未消亡。不在于它的理论多么深奥，不在于古今中外对它的肯定或否定，它能治病救人是不争的事实，它对中华民族的繁衍昌盛，对当代人民保健的贡献是不能否定的。中医存在至今的关键在于中医能够治病救人。因此，努力提高中医疗效才是硬道理，也是中医生死存亡的关键。

2000年前只有"古代科学"，不可能有"现代科学"，也不可能有符合"现代科学"标准的中医学。试问我国古代的四大发明、天文、地理、数学及医学等，都是"伪科学"？"不科学"？

如果说"古代科学"与"现代科学"有区别，可以理解，但是认为不符合"现代科学"定义和标准的"古代科学"（四大发明、天文、地理、数学、医学等），都是"伪科学""不科学"，值得商榷。

几千年来，人类在进步，科学在发展。中医学也在与时俱进，持续发展，由"古代科学"发展成为"现代科学"。以经验医学、实践科学为特征的、"古代科学"一部分的中医学，也在向现代中医学发展，这符合人类进步、科学发展的规律。不能要求我国在2000年前就有了"现代科学"以及符合"现代科学"标准的中医学。应该用历史的、发展的观点，实事求是的科学态度，正确认识中医学。

有些专家提出国际公认的"科学"的定义与标准，这些定义与标准适用于"现代科学"，并不适用于"古代科学"。现在有些人用今天的标准苛求2000年前的古人，用"现代科学"的标准衡量"古代科学"（包括中医学），是否合理？值得商榷。

中医学与西医学是两个不同的学术体系，它们治病救人的理论、方法、手段不同，但是目的相同，都是为了治病救人、防病治病、保护人类健康。如同解放军的海陆空三军，作战的理论、方法、手段各有不同，但是目的相同，都是为了保家卫国、保护社会主义建设、保卫人民的安居乐业。因此，三军必须团结合作，不应互相对立、互相排斥、互比高低。中医与西医也不应对立、排斥、争高低，不是西医消灭中医，也不是中医吃掉西医。应该团结合作、取长补短、优势互补，共同为保护人类健康而团结合作。继续争论中医是科学还是伪科学、是肯定或否定、是发展或废除，没有意义。不如把时间、精力用于提高中医疗效，提高防病治病能力，提高中医的医疗、科研、教学水平，推进中医药事业的健康发展，更有意义。

中西医结合是我国医学发展的重要途径之一，但不是唯一途径。我国未来的医学发展前景应该是：中医、西医及中西医结合长期共存、优势互补、团结合作、共同发展，形成我国多样化的医疗体系。共同为保护我国人民及全人类的健康做出应有的贡献。

"空谈误国，实干兴邦"，这个道理更适用于中医界。纸上谈兵、坐而论道、争论不休，不如苦干实干、团结合作，在提高疗效的基础上，全面推进中医事业的健康发展。

（李连达）

本文引用地址：http://blog.sciencenet.cn/blog-715370-847834.html

大城市大医院大难题

我国医改已取得重大进展，但是"看病难、看病贵"尚未得到根本解决，群众意见很大。"看病难、看病贵"主要发生在大医院，已成为多年来的沉疴痼疾。最近习近平主席提出："人民群众对医疗服务均等化愿望十分迫切。像大城市一些大医院始终处于'战时状态'，人满为患，要切实解决好这个问题。"

大城市大医院是情况最复杂、问题最突出、矛盾最集中、医改最难啃的硬骨头。成为谁也不敢轻举妄动、不敢捅的马蜂窝。至今全国没有一家大医院医改试点成功。没有一家大医院能拿出一套切实可行的医改方案，更谈不上医改的经验。都在观望、等待，不肯吃第一只螃蟹。大城市大医院的医改进展缓慢，甚至很多大医院按兵不动，处于停顿状态。

大医院在带动全国医疗工作、提高医疗水平、解决疑难重症、培养人才、提高科研水平、不断发展创新、推动我国医疗卫生工作的健康发展等方面，功不可没。合理适度的发展是必要的，无可非议；但是过度的、无节制的互相攀比，争相发展"五星级医院""贵族医院""巨型医院"，新建扩建无数大医院，会带来一系列问题。首先是国家医疗资源分配过分集中在大医院，如人力物力财力、高级医疗设备、高级医学专家等过度集中在大医院。使大医院成为设备最先进、医学水平最高、服务质量最好、人们最向往的医院。不但全市患者向大医院集中，全国患者也向少数大城市的大医院集中。大医院越来越高级，患者越来越集中；在患者越来越多的情况下，大医院又必须不断扩大或新建，如此进入"医院越大–患者越多–医院再扩大–患者再增多"的恶性循环，"看病难看病贵""人满为患"等问题日益严重，不可能解决。另一方面，中小型医院、社区医院、基层医疗网点则被忽视，得不到应有的人力、物力、财力、技术的支持，人力不足、水平不高、设备陈旧，失去广大患者的信任。所以患者哪怕是打个喷嚏，也要挤到大医院去找大专家，享受"看病难，看病贵""人满为患"的"乐趣"，而不肯到中小型医院、社区医院，享受随到随看，方便就医的服务。结果使得中小型医院进入另一种恶性循环："患者越来越少–医院日益萎缩–患者更少–医院更萎缩"。

大城市大医院无限扩大的结果，是提高了医疗成本，增加了患者负担，"五星级医院"成为过度商业化、等级化、特权化的医疗机构，主要为有钱、有权的达官贵人服务，而广大群众没有资格、没有条件享受这些超豪华的医疗服务。国家大量投入只为少数人特权服务，而不是为广大患者"均等化服务"。在医药卫生领域出现"两极分化"不是好事，应引起重视。

由于大医院要承担全市、全省甚至全国的医疗任务，大量患者涌向极少数大医院，使医务人员超负荷、超强度的工作，疲于奔命，健康状况日益恶化，约有1/3的医务人员带病坚持工作。医务人员患病率高，平均寿命低，意外死亡倒在工作岗位上（不是累死，就是被打死），英年早逝者时有耳闻。医务工作既是高尚职业，又是高危职业，已成为社会上"敬而远之"的工作。

大城市大医院还涉及一系列复杂的问题，需要切实加以解决。

（1）国家的投入，社会医疗资源的分配，需要从宏观高度进行合理规划。应适当向社区医疗、基层医疗网点、农村、边远地区及民族地区倾斜，防止过分集中在少数大城市大医院。

（2）三级医疗体制与机制的进一步完善、转诊制度的建立与完善以及以大带小、以上带下、互相支持、人才流动等制度的建立，需要进一步加强。

（3）医院补偿体制的合理解决与落实、医院收费制度与标准的完善。

（4）医患关系的进一步改善，仍然是有待解决的重要问题。

（5）医务人员的社会地位、法律地位、经济地位亟待提高，医务人员的合法权益应得到切实保护。

（6）对医药卫生领域的违法犯罪行为应加强打击力度。有些江湖骗子冒充医生非法行医。有些不法之徒制售假冒伪劣药品，进行违法宣传，夸大治疗作用，隐瞒不良反应，欺骗群众，损害患者。这些不法行为屡禁不止，成为社会公害，必须坚决打击，切实保护广大患者的合法权益。

（李连达）

本文引用地址：http://blog.sciencenet.cn/blog-715370-851360.html

为冤案平反而欢呼

内蒙古"呼格"案，历经18年艰难、曲折、痛苦的申冤路，终于平反昭雪。值得庆幸、欢呼！但是死者不能复活，亲人难舍难弃，令人心碎。

党的十八大以来纠正了23起重大冤假错案，说明我国公检法系统有能力纠正自己的错误，有决心维护司法公正。但也说明司法系统存在严重问题，有些昏官、贪官乱用手中权力，制造冤假错案，使无辜群众蒙冤受害，被冤狱冤杀者并非个案。而在平反纠错过程中又是如此艰难、漫长、冷漠、无助、阻力重重。

习主席指示，"执法不严、司法不公，一个重要原因是少数干警缺乏应有的职业良知""政法机关的职业良知，最重要的就是执法为民"。执法为民是司法公证的基础，是取信于民，获得人民拥护、爱戴的基础。而这些昏官、贪官恰恰忘了"执法为民"这个最重要、最基本的原则。

习主席指示要进行司法改革，清理整顿司法队伍。这是加强司法公证的基础，极为重要。此外，对全国冤假错误进行一次全面、深入的复查，认真纠正冤假错案，还公道于受害者，也是十分必要的。

此案平反，起决定性作用的是一位记者，而不是那些该起作用而未起作用的公检法人员，令人遗憾。这是一位刚直不阿，敢于站出来讲真话，敢于仗义执言，敢于冲破重重阻力、压力、风险，而无所畏惧，敢于坚持到底的记者，我对这位不是包公，胜似包公的好人，表示衷心的敬意。但是，并非所有冤假错案都能幸运地遇到这种好人，也并非所有冤假错案都能平反、所有受害者都能昭雪。对于这样好人应该鼓励、支持，向他学习，希望能涌现更多这样的好人。而对于那些滥用职权制造冤假错案的昏官、贪官，则应追究法律责任，将其绳之以法。不要官官相护、大事化小、小事化了，不要为了维护官员的尊严而文过饰非，不顾群众的合法权益。

冤案终于平反，值得欢呼！

逝者难以重生，令人心碎！

迟来的公正，含泪欢呼！

仗义执言，应为楷模！

（李连达）

本文引用地址：http://blog.sciencenet.cn/blog-715370-851914.html

"神医"治病"覆杯而愈"的秘密

水迎波教授治疗癔症性失明，其效如神，可喜可贺。古今中外，中医西医都在用"暗示疗法"（又称"心理治疗"）治疗某些精神症状、精神病，收到很好效果。

癔症（歇斯底里）是一种常见的精神病，多发生于暴怒、惊恐、悲伤等各种精神创伤之后，表现形式多样化，成为癔症性失明、癔症性失语或癔症性瘫痪等。患者的各项医学检查、化验等均正常，但不是"无病""装病"，而是真病、精神病。误诊者久治不愈，但正确的暗示疗法常可其效如神、"覆杯而愈"。例如有位患者失语多年，用尽各种药物及治疗措施均无效。其后找到一位医生自称是"十八代祖传神医"，又吹嘘他有仙灵妙药，可以包治百病，吹得神乎其神，使患者确信无疑，然后给患者服药一杯，果然是"覆杯而愈"。患者立即会讲话，而且高歌一曲。其实这位"神医"是实习医生，"神药"是蒸馏水，不过是在上级医生指导下，用暗示疗法，治疗癔症性失语。另有一位瘫痪患者，治疗三年多，毫无好转，又找到一位"神医"，自称是"针灸世医"，一根金针包治百病，在一番大吹大擂取得患者信任后，在患者足底的涌泉穴给以强刺激（强烈疼痛产生强烈暗示效应）。一针之后，瘫痪三年的患者竟然从病床上跳下来，健步如飞。这是暗示疗法其效如神的又一例证。这位医生先后治疗500多例癔症性瘫痪，在国内受奖，又与我一同到美国马里兰大学去做报告，我讲中医药研究进展，他讲针灸治疗癔症性瘫痪。外行人称为"神医"，内行则认为他是正确运用暗示疗法取得成功的好医生，并不神秘，也不是"神医"。

又如，有些迷信烧香拜佛、画符念咒的人，患有失眠、多梦、情绪波动、焦虑、抑郁、食欲不振等精神症状或轻度功能性异常时，在烧香拜佛许愿之后，症状好转，这不是鬼神保佑的结果，而是自我暗示的效应。但是有三点应注意：①只有迷信鬼神者才有效，不信鬼神，不信

第二章 博言新语

· 217

烧香拜佛者，一律无效。即信者灵，不信者不灵，能接受暗示作用者有效，拒绝暗示作用者无效；②自我暗示只能对轻度功能性异常或精神症状有效，对器质性疾病、重症精神病无效；③在医学界不赞成用迷信方式烧香拜佛、画符念咒等手段进行暗示疗法。不能请高僧、道士、法师进医院；但是对于社会上的民族习俗、宗教信仰等，不宜强行禁止、反对。

医生为了治病救人，有时用善意的谎言欺骗患者，是必要的，是正确运用暗示疗法治病救人的需要，不可斥之为"巫医""巫术"。但是社会上确有"巫医"及江湖骗子冒充"神医"，不正当地乱用"巫术"，骗取钱财，应该坚决制止。医生治病与巫医骗钱，有原则性区别，不可混为一谈。

暗示疗法（心理治疗）除在精神病科常用外，近年正确运用于各科有关疾病可取得较好效果。但是应该强调必须由医生应用，患者及非医务人员不可擅自乱用，以免发生不良后果。

（李连达）

本文引用地址：http://blog.sciencenet.cn/blog-715370-853136.html

再谈医生做科研的利与弊

最近王辰院士在学术报告中强调加强临床研究，提高临床研究的质量水平，以及医务人员的培养提高等问题，是正确的。但是有人转述他的报告是否曲解了他的原意，或是将自己的观点强加于王院士头上？我未见到报告原文，不敢妄加评论。

第一，我们提倡医生做科研，但不能强求每位医生都必须做科学研究。在农村卫生室、基层医疗网等医疗机构中，人力不足、设备简陋、主客观条件很困难的情况下，能完成医疗预防任务已很不易，强求每位医生都必须做科研，既不可能，也不现实。就是在城市三甲大医院，水平很高、设备先进、主客观条件都十分优越的情况下，也不是所有医生都能做科研。院长、主任、正副主任医生及主治医生等，手下有助手、有科研团队、有课题、有经费，有权调动辅助科室、医技科室及各类技术平台，有权指挥千军万马大兵团作战。他们做科研工作是理所当然的，无须争论。但是三甲医院中的一般医生，低年资的住院医生，应当以医疗工作为主，主要任务是治病救人，在大量临床实践中积累临床经验，刻苦钻研业务，提高医疗水平。他们手下没有助手，没有团队，没有课题及经费，更无权调动他人协助工作，只能单枪匹马，孤军奋战。加之大量医疗任务，日夜奋战，疲于奔命，连上厕所的时间都挤不出来，他们哪有时间、精力做科研？医疗任务难以完成，压得喘不过气来，怎么做科研、出文章、出成果、评奖、报专利？他们不是三头六臂，岂能完成如此之多的重任？因此，我们提倡医生做科研，但不能强求每位医生都必须做科研。应该具体情况具体分析，区别对待，不可一刀切。

第二，主观愿望必须与客观实际相结合。我们希望全民享受公费医疗，所有大病小病的医疗费用都由国家包下来。我们更希望所有患者都能享受五星级医院高级专家的服务。主观愿望是好的，但客观情况是"看病难，看病贵"还未解决，医改大量难题还需解决，脱离实际的主观愿望难以实现。我们希望所有医生都成为"医帅""医圣""国医大师"，正如希望所有战士都能成为"元帅"一样，但这是不可能的，主观愿望很好，现实难以实现。因此，任何事物（包括医疗卫生工作），主观愿望必须与客观情况相符，必须从实际出发，实事求是。

第三，此"科研"非彼"研究"。在日常生活中，我们常讲"研究研究"。买个新冰箱，要"研究研究"说明书，了解其性能、使用方法与注意事项；上班时要"研究研究"行车路线，避开阻塞路段；《红灯记》里鸠山找到一本"中国黄历"也要拿回"研究研究"。鸠山也在做"科研"？他是军人兼科学家吗？我认为，这些"研究"与我们所谈的"科学研究"不是一个概念，不应混为一谈。

医生看病时对每位患者的病史、症状、体征、化验结果等，都必须"研究"，以做出正确诊断；对其治疗措施、选方用药，也要认真"研究"，以便取得最好的治疗效果。这些"研究"与我们讨论的"科学研究"也不能混为一谈。

科学研究是探索未知数，研究、发现新问题、新现象、新方法、新理论，认识客观规律，并用以解决治病救人的有关问题。科学研究应有明确的研究课题、正确的研究方向、合理的途径方法、先进的技术手段及标准、严格的数据统计、准确的研究结果及结论。需要具备一定的主观条件与客观条件，有着较高的专业要求。因此，此"研究"非彼"研究"，两类情况不应混为一谈。

"全民大炼钢铁"的结果是炼成一堆废铁，祸国殃民；"全民大搞研究"的结果是浪费了大量人力物力，制造了一堆笑话。历史教训不应重演。

第四，我们提倡医生做科研，但是不能一刀切，不能强求每位医生都必须做科研。应该实事求是、区别对待，主观愿望与客观实际相结合，才能提高医疗水平，推进医药卫生的健康发展。

（李连达）

本文引用地址：http://blog.sciencenet.cn/blog-715370-853138.html

对手术室拍照事件的质疑

西安市凤城医院几位医生护士做完手术后，在手术室自拍照片，受到卫生局的严厉惩罚，副院长等3人被免职，有关医护人员被记大过、扣工资，医院被通报批评。对此事件我认为有些问题希望得到澄清。

第一，哪些法律中有明文规定医生护士不准在手术室、病房、门诊拍照？否则就是违反医德医风，必须受到严惩？教师下课后不准在教室拍照？科技人员做完实验后不准在实验室拍照？政府官员开会后不准在会场拍照？拍照者都应受到严惩？

第二，动机与后果是判定此事的根据。在手术室拍照的动机是：即将启用新手术室，医护人员对旧手术室依依不舍；做完手术后，庆祝患者平安脱险；也庆祝紧张、艰巨的手术顺利完成，显示医护人员战胜疾病的内心喜悦。在此纯洁动机驱使下，自拍几张照片，何罪之有？何需小题大做？

手术室内拍照的后果如何，我认为当从以下几方面考虑①是否伤害了患者？还是误诊误治，造成医疗事故危及患者安全，影响了治疗效果？②是否破坏了医疗秩序、医疗环境，妨碍了医疗工作？③是否玩忽职守、工作不认真、对患者不负责任、服务态度不好？④是否有贪污腐化、索取红包等违法行为？⑤是否涉及影响医德医风？从已知情况判断，不存在上列5种情况，也没有造成任何不利于患者、不利于正常工作的负面影响。即使有人认为在手术室拍照不妥，也应以教育为主。罪不当"诛"，何需"斩首示众"？

第三，手术室内躺在地上照相受奖，站着照相受罚？以前曾有几位医生做完手术后，累倒在地上，躺着拍照，情节相同。只是前者躺在地上拍照，结果受奖；后者站着拍照，结果受罚。前者是做手术过度劳累，显示了医务人员艰苦奋斗、无私奉献的高尚医德医风；后者是做完手术后，庆祝患者的平安脱险，庆祝手术成功，也并无不妥。为何前者受奖，后者"斩首示众"？

第四，我与这家医院，这些医护人员不认识、无交往，没有任何瓜葛。不过是路见不平，仗义执言，讲一点真话而已。"文化大革命"时有一种理论：打击"黑五类"要"宁左勿右"。广大医务人员是无私奉献，救死扶伤的白衣战士，对他们应该多一些关心、爱护、支持、理解，不要抓住一条小辫子就无限上纲上线。这样惩罚无辜的医护人员，也许有利于树立领导者的形象，也许会受到一些不明真相的群众的支持。但是如此抹黑医务人员，伤害了广大医务人员的感情，不利于改善医患关系，不利于调动广大医务人员的积极性，不利于推进医药卫生事业的健康发展。

请有关领导们三思而慎行，建议撤销处分。

（李连达）

本文引用地址：http://blog.sciencenet.cn/blog-715370-853195.html

感谢许培扬教授的建议

立即开放博文评论，欢迎各位专家读者指教。但因大病初愈，尚未完全康复，体力精力有限，且已年过八十，进入老年性痴呆中后期，恐难对各位评论全部回应。请谅解。

（李连达）

本文引用地址：http://blog.sciencenet.cn/blog-715370-853368.html

"多"与"少"的辩证关系

新年将至，各部门、机构都在做年度总结，经常出现"多"与"少"的矛盾。例如很多医院都以看患者越来越多，收入越来越多为业绩突出、成就显著的标志。如果医院是商业机构，当然是患者增多、收入增多最好，说明广大医务人员的辛勤劳动、努力创收；说明医院的声誉提高，医疗水平提高；也说明领导有方，促进了医院的发展，应予表扬。但是医院是防病治病的机构，患者越来越少应当是防治工作突出的结果，是所有医务人员的共同愿望，是预防为主、群防群治、医改成功的标志，是广大医务人员追求的最高目的。但是患者少，就意味收入少，而目前医院补偿机制不健全，如此则会导致收支不平衡，医院不能发展提高，甚至濒临倒闭。对这个问题，有两种解决方式：①增加国家及社会投入，提高防病治病水平，我们希望患者减少，从患者身上赚钱越来越少；②补偿机制不完善，医院仍需自负盈亏，自己养自己，创收、增加收入仍是首要任务，所以必须是患者越多越好，从患者身上赚的钱越多越好。对医院各种数据的"多"与"少"，不同人站在不同立场，秉持不同观点和不同目的要求，会有不同的、甚至相反的解读。

又如国家食品药品监督管理局每年公布查处的医药系统违法违纪案件，包括制造、出售假冒伪劣药品、夸大治疗作用、隐瞒不良反应、违法宣传以及在药品生产、流通、使用各环节上的违法案件等等，多达几千件，甚至上万件。查处的案件多，说明主管部门及工作人员恪尽职守、努力工作，为打击各种违法犯罪行为做出了重大贡献，政绩突出、业绩显著，理应受奖。但从另一个角度看，我们希望违法违纪案件发生得越少越好，而不是查处得越多越好。新年将至，祝愿好事越来越多，坏事越来越少。

（李连达）

本文引用地址：http://blog.sciencenet.cn/blog-715370-854898.html

国外重大药害事件的教训

近来国外多次发生重大药害事件，性质恶劣，后果严重，触目惊心，应引以为戒。据澳大利亚《悉尼晨锋报》12月8日报道，辉瑞药厂生产的治疗帕金森病药Cabaser，导致近200人在服用后发生不良反应，由于药厂隐瞒了不良反应，未明示这类不良反应，所以受害者提出索赔。本月辉瑞与160名受害者达成共识，最终结果尚待有关部门处理。

另一起更严重的药害事件是英格兰合成药物中心的制药企业生产的类固醇药物导致的。2012年该药物生产了18000瓶，销往美国23个州、76家医疗机构，约13000人用药。由于药物受到污染，已有750人发生不良反应，半数以上是真菌性脑膜炎，已致64人死亡。据中国新闻网12月17日报道：美国检察官办公室发言人17日指出马萨诸塞州的制药企业已有14人被捕，包括2名创办人。由于药物被污染，造成真菌性脑膜炎疫情大爆发，死伤惨重。该药使用过期原料，未经妥善消毒处理，未检测药品质量以确保药物未受污染、保证用药安全，从而导致悲剧发生。更严重的是药厂隐瞒不良反应，伪造记录。有数名受害者及家庭提起诉讼，指控罪名还包括欺诈、销售假药等。目前该药厂已申请破产，并被吊销生产执照，有14人被捕。还发现该药厂在2002～2003年曾因药物不良反应被投诉，2014年3月又因眼科药的问题被提诉，继而又查出本案类固醇药物污染诱发的严重药害事件。

我国也有药厂不重视安全问题，甚至隐瞒不良反应，欺骗公众，坑害患者。应从国内外一系列重大药害事件中吸取教训、引以为戒。

大量药害事件表明，唯利是图，不重视药品的安全性、有效性及药品质量，甚至隐瞒药物的不良反应，是引起重大药害事件的主要原因。

不接受教训者，必将受到更严重的教训与惩罚。

（李连达）

本文引用地址：http://blog.sciencenet.cn/blog-715370-854899.html

新年祝福

祝福祖国繁荣昌盛，国泰民安！

祝福全国人民健康，长寿！

祝福全国白衣战士都能平平安安，快快乐乐欢度新年！

祝福网友们在新的一年里取得新成就、新进展！

祝福科学网越办越好！

（李连达）

本文引用地址：http://blog.sciencenet.cn/blog-715370-854901.html

再评拍照事件

近年有些媒体热衷于炒作拍照事件，并提出一些似是而非的问题。

我是从医58年的老医生，也是亲身经历一次大手术的患者。既是医生也是患者，我以双重身份回答问题。

第一，记者质问外科医生："如果是你的亲人做手术，你同意在手术室拍照吗？"我会肯定地回答："完全同意。"今年初因患重病，须做大手术，要全切及部分切除5个器官，并行3个吻合术。80岁高龄的老人做这样大手术，死在手术台上的机会远超过生存的机会。不做手术是等死，做手术是找死，但有一线生机。我选择了后者。但是外科医生要承担很大风险与责任。没有高度的责任感同情心，没有高尚的医德，没有高水平的技术，不敢为我做手术。给我拍了多张照片，既是庆祝我死里逃生，也是为手术成功留个纪念，也是为了保存一份珍贵的科学资料。他们救我一命，拍照留念有何不可？何需无事生非、小题大做、上纲上线？

在电视剧《青年医生》中，可以看到现代化的手术室都有观察台、录像及拍照设备，可将手术全过程拍照、录像，这是很正常的事。特别是一些大手术、有特殊意义及难度的手术，几乎是常规的拍照、录像，并无不可。但是未经许可，不准公示于众，只可作为科研资料保存，或作为教学片给学生及进修医生或专业参观者播放，这些做法并无不可。此次拍照事件，未经许可、擅自广泛传播照片者不是这几位医生，也不是医院，而是热衷炒作的媒体，引起社会不良影响，应该承担责任的是这些媒体，而不是医院及医生。

第二，记者调查有51%的群众认为不应拍照。一些非医务人员不了解真实情况，不理解拍照的意义，有各种不同的看法，可以理解。但是为什么不调查广大医务人员对此事件的看法？有多少医务人员同意如此新闻炒作？如此小题大做、上纲上线？如此严厉地惩处外科医生、护士及麻醉医生？

我以老医生及患者的双重身份，坦率地认为对此事件的宣传、炒作甚为不妥，对这些医务人员的惩处是不正确的。

第三，医药卫生主管部门、各级领导及媒体都应该重视发挥正能量，而不是小题大做、放大负能量。例如，我国先后派出几批医疗队去国外防治埃博拉流行。该病的死亡率高达50%以上，已有大批医护人员被传染死亡，在这种情况下，我国的医务人员是冒死出征，充分体现了视死如归的决心、高尚的医德医风、大无畏的献身精神。对于这批英雄为什么不认真宣传、充分发挥其正能量？为什么很多媒体热衷于拍照事件的新闻炒作，而不关心这些白衣战士的英雄事迹？又如前几月有几位外科医生手术后累倒在手术室地上，他们无私奉献、辛勤劳动、救死扶伤的精神，理应广泛宣传，充分发挥其正能量，但是很多媒体视而不见、置之不理、冷漠对待。又如有几位麻醉医师，由于过度劳累，工作压力太大，而英年早逝，在工作岗位上，献出了他们宝贵的生命。这些医生理应受到社会的尊重，理应被广泛宣传，发挥示范作用及正能量，但是哪个媒体进行了正面报道宣传？

如何发挥正能量，特别是医务人员的正能量，是亟待解决的重要问题，是主管部门及各种媒体应尽的责任与义务。

（李连达）

本文引用地址：http://blog.sciencenet.cn/blog-715370-854905.html

有关《中华人民共和国食品安全法（修订草案）》第二次审议稿的建议

"民以食为天"。食品安全关系到亿万人民的安全与健康，修订完善《食品安全法》有重要意义。近年来我国在食品安全方面做了大量工作，取得了很好的效果。但是食品安全涉及问题多、情况复杂，监管尤为困难。一些唯利是图的奸商、不法分子以及各色各样的骗子，违规违法，甚至造成食品安全的群体事件，这些情况时有发生，屡禁不止。因此制定一部符合国情，符合实际情况的食品安全法十分必要。

《中华人民共和国食品安全法（修订草案）》第二次审议稿，内容系统、全面，针对性强、可行性好，是保障食品安全及公众健康的很好的一部法规。农绍庄教授对此审议稿做了详细的批改，提出很多宝贵意见，使之更加准确、完善，更加符合国情及现实情况，对于改进食品安全性有重要意义。

在这里，我补充一点建议供参考。

（1）本审议稿的内容详尽，规定合理。文字上还需适当修饰，使之更加严谨、准确。

（2）第三十七条涉及"保健食品"允许"药食两用"之品加入之处，原文基本准确，不需修改。卫生部曾公布药食两用名单，包括山楂、大枣等近百种。对于既是食品又是药品的食物，加入保健食品者按食品处理，加入药品者按药材处理。

食品、保健食品及药品，三者有明显区别。

食品：只有营养作用，不准宣传其保健功能及治疗作用，不须特殊审批。

保健食品：由食品及药食两用食品制成，可以调节生理功能（生理功能减弱或紊乱），但是不能治疗病理状态。因此，不准宣传其治疗作用，不能代替药物使用；只允许宣传保健功能。这样的产品必须完成几十项研究，经主管部门审批、发给生产证书，才可生产。

药品：有治疗作用，主要用于防病治病，有功能、主治、适应证、禁忌证。允许在专业报刊上刊登广告，但不能代替食品长期大量服用。这样的产品须完成几十项研究工作，经主管部门审查批准，才可生产销售。

（3）关于食品安全的监管问题。解决这些问题工作量大、难度大，需要大量人力、物力、财力、时间。仅仅依靠监督、监管、检测、工商等专业主管部门的力量不够，需要发动群众监督、社会监督。鼓励检举、揭发，且应防止不法奸商对检举者进行打击报复。应有做好切实措施，确保检举揭发者不受到伤害。

（4）对假冒伪劣食品、有毒有害的食品，以及其生产者、经营者的违规违法行为，应加大打击力度。要防止以罚代法、用罚款代替行政或刑事处罚。罚款太少，只能起到隔靴搔痒的作用，缺乏震慑力，是食品违法事件屡禁不止的主要原因之一。因此，加强打击力度，是保证食品安全的一个重要手段。

（5）有关食品、保健食品、药品的商业宣传，多存在虚假、浮夸、欺骗等内容。整顿、查处这些虚假广告、欺骗宣传，应有更详尽、更严厉的法律措施。

（李连达）

本文引用地址：http://blog.sciencenet.cn/blog-715370-858607.html

"官"当院士与院士当"官"

有些国家严格规定官员不得经商，甚至辞官后2~3年内不得在有关领域内经商，但无规定官员不准申请院士。我们则是官员经商，商人当官，角色互换，甚至官商一体，司空见惯。最近"两院"（中国科学院与中国工程院）规定处级以上官员不得申请院士。院士当"官"符合规定，官员申请院士不符合规定；先当院士后当"官"符合规定，先当"官"后申请院士不符合规定。

为何有这些规定？原因很多，最主要的原因是我们还没有完全将权力关在依法治国的笼子里，乱用权力、以权谋私还相当普遍。过去是谋取物质利益，现在发展到谋取非物质利益，沽名钓誉。由各行各业发展到学术界、科技界、教育界，甚至扩散到院士领域。有些是合法不合理，有些则是既不合法更不合理。在此情况下，两院不得不做出处级以上官员不准申请院士的规定，是无奈之举，不得已而为之。

‖ 先当"官"后当院士不符合规定 ‖

最近两院明文规定政府部门及行政机构的处级以上干部，不准申请院士，目的是防止以官乱权，以权谋私，用不正当手段竞选院士。但是没有明确非政府部门及行政机构的处级以上干部（如校长、院长、所长、处长等），是否可以申请院士？是否非政府部门的干部比政府部门的官员更清廉？更有觉悟？不存在以权谋私问题？两类处级以上干部，为何有不同的待遇？对此问题我有两种考虑。

（1）只限制政府部门、行政机构的处级以上官员不得申请院士，而对非政府部门、行政机构的处级以上行政领导干部，不加限制。两者区别对待。

（2）两类处级以上干部，同等待遇，一视同仁，公平合理。但是两者都不准申请院士，打击面太宽，恐难执行。是否可以先辞"官"，后申请院士？舍鱼而取熊掌？但不可以先申请院士后辞"官"，因为院士当"官"已经合法化，成为新潮流，官员当选院士后不可能再辞"官"。

此外，还应明确处级以上官员可否申请教授、研究员、首席研究员、学会的会长，可否担任国家重大科研项目的负责人、主要成员，可否竞选国家重大科技奖、成为主要获奖者，官员退休或辞官2年后，可否申请院士及以上学术职称或荣誉称号等问题。

‖ 先当院士，后当"官"符合规定 ‖

院士当"官"，可以加强政府部门、行政机构的领导力量，使一些重大决策、行政管理更科学、合理、有效，可提高执政能力及水平。其优点甚多，不需赘述。但是院士当"官"也有一些新问题需要认真考虑。

（1）院士当"官"成为新潮流，发展迅猛。过去各大学、科研机构及学术团体等争聘院士；现在扩大到各级政府、各行政机构、各行各业都在争聘院士。目前"两院"的院士共约两千多人。60岁以下约占半数，而55岁以下可以当"官"者不到1/3，全部受聘当"官"也不够分配。将来的院士大会有可能变成"官员大会"，"两院"可能成为"官员协会"。因此院士当"官"需要具体情况具体分析，切忌一哄而上。应该有原则、有选择、有节制地慎重试行，不宜大范围提倡，更不应把所有适龄院士都聘去当"官"。

（2）院士当"官"，既要全力以赴地当好"官"，拿出大量时间、精力，抓工作、干实事，不能沽名钓誉，只当"官"不干事，只挂名不解决问题；又要保证有足够的时间、精力从事研究工作。鱼与熊掌两者兼得，恐非易事。或是当"官"为主，部分或全部的放弃科研工作；或是仍以科研为主，当"官"为辅，戴官帽、挂虚职，只起咨询顾问的作用。

（3）院士适当兼职，有利于发挥院士作用，对社会做出多方面的贡献，不可一律否定。但是院士兼职过多过乱，由学术界兼职发展到政界兼职，扩大到各行各业兼职，导致大部分时间、精力用于兼职及社会活动，还有多少时间、精力用于科技工作？少数院士成为社会活动家或政治家，是工作需求，无可非议。但多数院士应以科研、学术活动为主，不宜喧宾夺主、本末倒置。

（李连达）

本文引用地址：http://blog.sciencenet.cn/blog-715370-859281.html

第三章

师生情

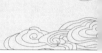

师表

人生最大的财富之一是在年轻时能从师于自己仰慕和崇敬的老师。我就是这样一个幸运的学生。那是在1981年，国家在改革开放后第一次招收硕士研究生，我经过刻苦努力的复习考取了李连达院士的研究生。在李连达老师指导下，他的渊博知识和他做人的师表作用使我受益终身。

【 牡丹皮的药理学研究 】

在我毕业论文开题前，李连达院士给了我一份活血化瘀药对犬心脏血流动力学影响药物筛选的研究资料，指示我仔细研读然后向他汇报感悟。这项工作是李连达院士的研究室早些时候完成的，共研究了20多种中药。经过认真比较和综合分析全部药物的实验参数，我选择了牡丹皮作为我的研究课题，并得到了老师的赞同和支持。从那天起，牡丹皮——我最爱之花的根皮，就与我的事业和人生结下了不解之缘。在之后的三年中，我在老师的耐心和严谨的指导下及研究室同事们的协助下，完成了牡丹皮不同剂型对犬心肌缺血及心脏血流动力学影响的研究；建立了在体开胸心脏浮动微电极的电生理研究方法，并对牡丹皮提取液进行了研究；为了进一步研究牡丹皮有效成分对心肌细胞电生理的影响，在老师的大力支持下，我幸运地得到了军事医学科学院蔡翘教授的电生理研究室的接纳，这里为我提供了当时国内唯一的可以进行这项研究的实验室。在李连达院士的指导下，及蔡教授研究室的老师和很多同事的帮助下，我们成功地在国内首先记录到了培养心肌细胞的动作电位并进行了牡丹皮有效成分的研究。最终，我于1984年11月顺利地通过了论文答辩，该论文还荣获了全国药理学会青年论文二等奖。那时我轻轻地松了一口气，因为我没有让老师失望。

在我论文答辩后不久，我的答辩委员会成员之一周金黄教授对我讲的一番话正是我从师李连达院士三年的感言。周教授讲："你很幸运能有李连达院士作为你的导师，他是我们国家难得的中药药理研究专家，他治学严谨，思维敏捷，为人正直。"周教授还告诉我，他每次在全国药理学大会结束时都请李连达院士为他起草总结发言稿，因为李连达院士行文简练而透彻。

1992年11月至1995年11月我在英国伦敦大学联合医学院（现国王大学医学院）完成了博士学位的学习，研究课题为"牡丹皮有效成分对心肌细胞膜离子通道电生理特性影响的研究"，李连达院士为我取得这一成绩而由衷地高兴。

【坚强的意志——师表的力量】

1982年，在我开始硕士研究生学习的第一个学期，李连达院士痛失24岁的爱子，师母和老师年迈的母亲都生病住院，老师自己因工作伤了腰坐在轮椅上。真是祸不单行！我深深地为我老师痛心，而又无力为老师分忧，真不知老师怎样熬过这心痛的日子。可老师以他惊人的毅力和他对他生命中所有一切的责任感坚强地站起来了。他没有把他的痛苦流露在我们面前，他没有因为他人生的极大悲痛而影响对我们的指导和他献身中医药研究的理想和决心。这是我经历的一生中最难忘的"身教"课，这里没有"言传"，但它是那样的刻骨铭心。

1995年1月，在我刚刚写完我博士论文第一稿之后，我的丈夫、挚友、兄长因车祸永远地离开了我和我们8岁的儿子。祸从天降，痛不欲生！颖群，他不仅是我的丈夫，他更是最知我的朋友、我难得的兄长，他是我事业最大的支持者；他支持我考硕士，他支持我出国攻读博士学位，他一人承担起培养年幼儿子的全部负担。他走了，我的世界崩溃了！可我怎样来回答我年幼的儿子、我的母亲、我未竟的事业……我的力量又从哪里来？我的榜样在哪里？苦思中我想到了李连达院士痛失爱子的经历，而且对老师在当年所经历的一切有了更深层的理解。我无须到远处去找榜样，老师在当年站起来了，而且走出了更精彩的人生，我想这是老师对他在天堂的儿子的最深切的爱。老师榜样的动力使我深思我做母亲和女儿的责任、作为科学工作者的职责。我是多么想报答父母的养育之恩，报答培养我的祖国和老师们，为母亲和祖国增光。我要坚强，像老师一样从悲痛中寻找力量更好地完成人生的使命。师表的力量是无穷的。

〖 为人师表 〗

李连达院士平时言语不多，但在指导我们时总是把最关键的问题指点出来，启发我们去思考，增长我们独立工作的能力。我没能有幸得到老师在做人方面的言教，但老师为夫、为父和为师的身体力行使我受益匪浅。

老师和师母之间的爱及相互尊重和支持已成为佳话，正像在《中医药研究》一书中老师和师母合照下的题字："风雨同舟半世纪，荣辱与共两郎中"。他们二老的故事可作为当今年轻人爱情和家庭的典范。

在老师的身上凝聚着中华民族的传统美德。他爱才如子，以人为善。如果他的学生或他手下的任何一个努力工作的人向老师提出要求，老师总会像慈父一样认真考虑并尽力给予帮助而使他们安心工作、不断进步。

〖 中药安全性的研究 〗

李连达院士为祖国的中药药理学的起步和发展，为中成药的研制及药品规范化等倾注了大半生的心血，也付出了极大的代价。中医中药在国际上的信誉在不断提高；中药药理研究不仅在国内广泛开展，而且在国际上也已形成了规模，同时国内国外也时常有中药毒副反应的报道。我意识到老师近些年来更加关注中药安全性的问题，我理解这是老师的一种使命感，因为他深知自己作为国家中医药研究带头人的责任。

今年9月第八届世界中医药大会在英国伦敦召开，在会议筹备期间，我向大会伦敦组委会建议请李连达院士在大会发言。老师在繁忙的工作中抽出时间到会发言，他发言的题目是《中药安全性的研究》。老师在他的演讲中详细论述了中药安全性研究的方方面面，并提出了一系列建议和要求。可见老师对中药毒理研究的重视。

药物不良反应的问题也是西药工业的大而难解决的问题，单一成分单一靶点是西药不良反应的主要问题之一。中药相对西药具有较小的不良反应，这是比较公认的一种认识。中药多成分多靶点、注重整体观是它的优势，但有优势不等于没有问题。我理解老师是立志把中药较小的不良反应减小到更少更小，以造福于人类。

‖【 结束语 】‖

李连达老师是新中国自己培养出来的杰出的中医药理学专家。李连达院士的刻苦钻研、敏捷的思维和他的严谨治学是他成功的关键。他为人的真诚、正直、善良是他受到尊重的原因，也是他有时身处逆境的起因。我为在年轻时能有机会在李连达院士的指导下起步而感到荣幸，我为老师的为人和不屈不挠的奋斗精神对我人生的鞭策而由衷地感激！

祝老师身体健康！

（牛津大学生理学系，马玉玲）

和李连达院士在一起的日子

伴随着一阵阵热烈的掌声，一位年近花甲但精神矍铄的老人迈着自信而欢快的步伐径直走向了发言台。他清了清嗓子，发言台下面立刻变得鸦雀无声，崇敬和羡慕的目光从四面八方汇成了一个美丽的聚焦点，而这个聚焦点的中心就是这位发言台上的老人。他慈祥的面容中带着几分庄严，喜悦的神情中露出丝丝平静。岁月留给他的财富从他心灵的窗户里射出睿智的光芒。"通往院士的路不是一条撒满鲜花的平坦大路，而是一条充满着荆棘和汗水的曲折之路……"这段开场白我一辈子都不会忘记，它刻在我的心里，从此影响了我今后的人生。

这位老人就是我的大学实习导师李连达。

能进入李连达院士的课题组应该算是一个幸运的意外。那个时候我还是南京中医药大学药学院药理系的大四学生。因为家在北京，所以想在大五的时候回北京实习。我们学校的药理系是五年制的专业。可是药学院从来没有让学生去外地实习的先例，于是在咨询过相关法规之后，系里答应我如果在北京能找到对口的实习单位接收我就让我回家实习。一阵欣喜后，我开始在网上进行调研，终于发现在离家很近的中医研究院西苑医院中有一位叫李连达的首席研究员正在进行心血管的研究。我决定给李连达院士打个电话试试，大不了就是不成功，反正谁也不认识谁，丢脸也就丢一次。虽然经过无数次在镜子面前的反复练习，可一拨电话，我的心跳还是无法抗拒地急剧加快，大脑不由自主地缺氧，手心不停地向外冒冷汗。通了，我赶紧做自我介绍："您好，请问是李达连院士吗？""我就是，您哪位？""我是南京中医药大学的药理系大四的学生，想在您那儿实习一年，您那儿收实习生吗？"于是电话那头沉默了。五秒钟后，在经过一番短暂的自我介绍后，电话那头还是沉默。接着我把能说的都说了，又过了三秒钟，等待的时候时间总是过得很慢，就在前途未卜的时候，我突然听到了四个字："你过来吧。"就这样，在接下来的一年的时间里，我在李连达院士的课题组跟着张荣利、宁可永、李贻奎三位师兄开始了"中国小型猪自体骨髓干细胞对心肌梗死的影响"的研究。

那是很累却很充实的一年。经常早上九点到实验室，晚上九点才回家。记得有一次，我们在显微镜下观察到了转变成心肌细胞的干细胞，张师哥兴奋地给李连达院士打电话。他风风火火地赶到实验室，看到我以后愣了一下，抬头看了看墙壁上指向九点的钟说："小何还在呀！"我点了点头，心里那个美呀乐得叫一个灿烂。辛苦没有白费，终于在李连达院士面前好好表现了一次。他俯下身子去看显微镜，一会儿脸上便露出开心的笑容，笑着对我们大家说："很好的结果，辛苦大家了，做完实验就早点回去休息吧。"李连达院士的称赞让我们大家谁也不觉得累。

然而实验也不是一帆风顺的。当实验做不出来的时候，我的心情开始变得很迷茫，不知道自己是不是适合做实验，不知道自己今后的路要往哪里走。冬天的北京城是肃杀的，空气是冷的，树木是光秃秃的，行人的步伐是急匆匆的。那天，我穿着一件黑色的羽绒服，来到实验室的时候看见李连达院士的办公室里亮着灯光。我敲了敲门，"请进"，李连达院士说。"李连达院士，您忙吗？我现在可以和你谈谈吗？"李连达院士放下了手中的文献，对我说："请坐。""我想知道您是怎么样有今天这样的成就的？您有遇到实验失败特别灰心、特别气馁的时候吗？您怎么就知道您会走向科研这条路呢？"我把心中的疑惑一股脑儿地倒出来。"我当时大学毕业就来了这里，那时的实验条件非常差，我就在一个不到十平方米的房间里做实验，那房间好像是用原来的厕所改的，想转个身都很困难。做实验不容易，想出结果就更不容易。有的时候累到腰都直不起来。但是做实验要的就是一股坚持不懈的精神，否则什么结果都做不出来……"在和李连达院士谈了二十分钟后，被屋里的暖气烤得热乎乎的，于是我就把外面的羽绒服脱下来放在身后的椅子上。因为羽绒服质量不好，掉出来的鸭毛满天飞，就像春天的柳絮一样。其中还有那么几片就洋洋洒洒地正好飞到李连达院士面前，然后很显眼地大方地躺在那张暗红色的办公桌上。唉，羞得我就差找个地缝往里钻了。但是李连达院士似乎什么都没有看见，还是那样面带微笑地和我谈话。当时我告诉他我想以后出国学习。他很高兴地告诉我有想法是非常好的一件事，而且应该趁着年轻多出去看看、多学学东西。就这样，在我准备去美国留学的路上又多了一个支持我的人。

李连达院士是正直的。在院士增评那段时间，我负责给他准备部分资料。我很希望他能被评为院士。因为在我眼里，他是那么的优秀，那么的威严。我希望自己可以在这次评选中尽一份自己的力量。可是我能做什么呢？能不能建议让李连达院士请院士们吃一顿饭呢？我个人觉得吃饭只是去联络一下感情，而不是贿赂。我兴高采烈地将自己的想法告诉李连达院士，可是他很严肃地对我说："小何，我不会这样做的，我不希望用其他的方法来获得选票，评选评的是实力，评的是在科研上取得的成绩。评上了，说明是对我的成绩的肯定。如果评不上，说明还有比我做得更好的，我不会因为评不上院士而去埋怨人。"说得我脸上一阵阵地发烧。但是从此以后，我打心眼里更加敬佩李连达院士。

李连达院士是宽容的。一次重要的会议后，我负责在现场整理发言稿，然后打印出来，并请所有的老师们签字。因为时间太仓促了，当时我并没有发现发言稿中有两处错误。会后，当所有老师都离开了，我无意中发现稿子上有两处错误。脑子轰的一下子就炸开了。傻眼了。怎么办？让不让李连达院士知道？这件事情应该怎么解决？于是我诚惶诚恐地怀着英勇就义的决心告诉李连达院士这个不幸的事实。我所预料的是电闪雷鸣和狂风暴雨的训斥，但非常出乎意料地得到了风平浪静的结果。李连达院士说："别担心，这不是一件大事，可以理解，在那么紧的时间里，要把发言稿整理出来而且做到不出任何错误是一件非常难的事情。人无完人，事情只要是人做的都可能出错。这件事情不用太放在心上。"我记得当时我真的很感动，不知道用什么话来表达自己内疚的心情，只是一个劲儿地说着"对不起"。这是我人生中很重要的一课。只有自己亲身经历了别人对你的宽容，才能更好地去懂得宽容别人。现在我和我家四岁的宝宝相处亦是如此。他会经常做错事，但只要不是故意去做的，我都不会说他。所以，他做错事情后经常会主动跑来告诉我。有一天我不小心把牛奶弄洒了，他正好看见，我赶紧说："呀，妈妈犯错了。"他看了看我："没事儿，妈妈，你不是故意的。"然后还拿纸巾帮我擦洒在桌子上的牛奶。所以，我真的很感谢李连达院士教我宽容，而我又把它传给了我的宝宝。

李连达院士多数的时候是慈祥的，但是也有生气的时候。我只见过一次，那是在张荣利师哥的毕业论文答辩会上。当专家们质疑为什么张师兄这个实验没做那个实验没做的时候，李连达院士突然变得情绪很激动，他站起身说："这个实验从头到尾都是我带着这几个孩子在做。和各个科室协作的时候，有哪几次各个科室是痛痛快快答应的？"这个时候，有人把这个话题岔开了。这个就叫"护犊"。如果是在江湖，这就是义气。

李连达院士对我也是极好的，在我出国前最后一次去和李连达院士道别的时候，他送给我三对小饰品。其中三个是用石头做的挂在腰间的小葫芦，另外三个是用石头做的项链，每个外面还有相应的绣花小布包。李连达院士说："这些不是很值钱的东西，但是很有中国特色。等你到了美国，逢年过节的时候，可以把它们送给你的老师、朋友或者同学。男的送葫芦，女的送项链。在美国，你可以常去教会，里面会有许多人帮助你。我以前还有一些学生，他们从我这里毕业以后也都去了美国，这里是名单和联系方法，你去了以后多和他们联系，有什么需要找他们帮助你。"然后，我又是稀里哗啦地一阵感动。

现在我是美国弗吉尼亚的梅西癌症研究中心里的一名研究员，兢兢业业、勤勤恳恳地从事着正电子发射断层扫描仪造影剂在癌症微环境里的研究。虽然与李连达院士相处的日子已经过去了九年，但是许多事情还是历历在目，因为这是一段宝贵的经历。

（美国，何　君）

李连达院士印象

作为李连达院士的学生，我很幸运得到李老的谆谆教诲并受益终生。李老的管理、治学、育人及个人魅力均给我留下了深刻的印象。

【雁过留声】

在攻读博士学位之前，我搜索了很多知名导师的资料，最终，我选择了时任浙江大学药学院院长的李连达院士并成了他的弟子。李连达院士孜孜以求献身科研事业50多年的经历，勇于针砭社会流弊且身体力行的秉性，胸怀疏解苍生疾苦、担当振兴国药重担为己任的胸襟，无不令晚辈敬佩。"这才是民族的脊梁"，药学界的老师和朋友们如是说。

【治学严谨】

李连达院士治学严谨，这是有口皆碑的。我的博士课题是"干细胞的定向分化和移植治疗终末期肝脏疾病"，研究当初出现很多难题。古稀之年的李连达院士和我们一起上实验室，反复研讨实验方案，搜集整理实验的蛛丝马迹，最后终于解决了难题。对于实验结果，李连达院士说："不管什么样的结果，那都是结果，这个要实事求是。"

【以人为本】

日理万机的李老先生，除了处理日常事务和科研工作，对学生的学习生活也经常嘘寒问暖。无论是在实验室还是在学院会议上，李连达院士一直强调，投身医药科研事业，服务社会，报效祖国，首先需要有强健的体魄。

【胸襟开阔】

学者应有社会的良知，不论面对何种强权、利诱都应坚持真理，捍卫正义，李连达院士也如是。但是，坚持真理、捍卫正义会招来不明事理的人或利益集团的非议甚至攻击，李连达院士以超然的态度把那些非议当蜘蛛网一样轻轻地抹去，继续投身科研事业，他的胸襟之开阔让人惊叹！

白驹过隙，转眼数年过去。已逾古稀之年的李连达院士，为了祖国的中医药事业，仍然笔耕不休、诲人不倦，体现了他鞠躬尽瘁、死而后已的壮志雄心和关怀天下的胸襟。

（中国中医科学院医学实验中心，欧阳竞锋）

邂逅之缘

〖 缘起《中医药研究》的邂逅 〗

《诗经·国风·郑风·野有蔓草》云："野有蔓草，零露溥兮。有美一人，清扬婉兮。邂逅相遇，适我愿兮。野有蔓草，零露瀼瀼。有美一人，婉如清扬。邂逅相遇，与子偕臧。"东汉王充《论衡·逢遇》云："且夫遇也，能不预设，说不宿具，邂逅逢喜，遭合上意，故谓之遇。"及至北宋时期著名的思想家、政治家、文学家，唐宋八大家之一的王安石在《诸葛武侯》诗中云："邂逅得所从，幅巾起南阳，崎岖巴、汉间，屡以弱攻强。"

邂逅是机缘的巧合，邂逅充满美妙的想象。我与李连达老师的相识，正是缘起于邂逅，并且是未曾谋面的邂逅。还是在2001年的时候，我的一位在北京工作的硕士研究生同学从北京回到郑州来。北京是中国"四大古都"之一，有三千多年历史。同时又是国家的首都，是政治、文化的中心。在这之前我还从来没有到过首都，对首都的一切都感到好奇，北京有天安门、长城、故宫、北大、清华，医学方面有协和医院，中医有中国中医研究院、北京中医药大学，北京的一切对我来说都是"道听途说"。我的同学在北京工作将近一年，就其所知，讲了很多的话题。同学的到来，给我带来了很多北京的信息，包括北京的人、北京的事。所有这些使我印象最深刻的是同学带回的一本书，一本蓝皮的《中医药研究》，于是我就是通过这本蓝皮书《中医药研究》邂逅了李连达院士。

拿到《中医药研究》首先映入眼帘的是封面上的"李连达、靖雨珍著"的字样，再往下看是李连达老师神采奕奕在全国政协会议上的照片，在左上角大大的全国政协会标和右侧数面红旗的衬托下熠熠生辉。再看图片下方第一行"谨以此书献给我热爱的祖国!"，第二行"祝我中华民族千秋万代繁荣昌盛!"的文字，顿时感觉到李连达老师阳光灿烂，用现在的话说充满了"正能量"。李连达老师是一位仁慈的老先生。在书的前言中有介绍，李连达老师是中国中医研究院首席研究员、国家新药审评委员会委员及保健食品审评委员会委员、国家科学技术奖励评审委员、国家药典委员会常务委员。在书的前言中更是了解到李连达院士在国内首创及建立的一系列的中药药理研究方法，包括心肌细胞培养、多种细胞病理造模、小型猪心肌缺血造模的方法。我硕士阶段做的就是中药药理方面的课题，在做课题时对中医药试验研究的艰苦有深切的体会和感触。所以当我第一次看到李连达老师在中药药理方面做了那么多的创新工作时，我觉得李连达老师非常了不起。

在《中医药研究中》中，有这么一段话使我的印象深刻，对我影响巨大，甚至在十几年后的今天，再读这段话还是那么的有感触。在书的第六页第二段写到"科学的道路是不平坦的，献身中医事业、坚持中西医结合道路更是艰难的，在研究工作取得一些成果时，人们看到的是洒满鲜花的阳光大道，是胜利的喜悦，是红花与奖状。然而，很少人知道每一项成果，每一张奖状，凝结了多少人的血和汗，要付出多少沉重的代价! 在宁静的实验室里，虽然没有枪炮声，却同样有着前仆后继的悲壮场面……为了中医事业，我和我的同志付出了如此沉重的代价，然而，我们没有在痛苦中失去斗志，在不幸中失去前进的方向。在领导和同志们的关怀与帮助下，我怀着失去战友、失去爱子的悲痛，重新走进了实验室，不管有多大的狂风暴雨，不论付出多么沉重的代价，我献身中医事业的决心不变，坚持中西医结合道路的决心从未动摇。用自己的血汗换取人类的幸福与健康，这是每一个医务工作者应有的品德"。虽然和李连达老师从未谋面，但是通过这段话，我真实地感觉到李连达老师对中医事业的热爱和其光明磊落又坦荡的胸怀，以及刚直不阿的高尚品德。这就是我初次了解李连达老师时的感觉，这也是我与李连达老师的第一次未曾谋面的邂逅。

【初次面见老师】

我的博士生导师是北京中医药大学的梁嵘教授，当时梁老师计划与中医研究院西苑医院的李连达教授合作进行冠心病证型方面的研究工作。梁老师问我是否愿意到李连达教授的实验室进行冠心病证型方面的研究工作，我听梁老师说后，非常地高兴和兴奋，就说愿意到李连达院士的实验室进行研究工作。梁老师说那你就先去拜见一下李老，看李老是否同意，随后我向梁老师要了李连达院士家的地址和电话。我到了西苑医院，想着马上要见到李连达老师了，心里感到十分的紧张，一是我对李连达院士非常地崇敬，觉得李连达院士是一个非常严厉的学者，万一李连达院士不同意的话这事就坏了；二是来之前梁老师告诉我，李连达院士是中医药行业的大家，我心想大家一定不好接触。我先打通了李连达院士家里的电话，接电话的是李连达院士，我先介绍我的名字，说我叫李贻奎，是北京中医药大学梁嵘老师的学生，到家里来看您。没想到，我刚说完，李连达院士就很热情地说："哦，你什么时候到北京来了？"我一听觉得可能是自己没说清楚，就重复了说，我是北京中医药大学梁老师的学生，梁老师让我到您家里来看您。李连达院士这次听清了说："我听成了上海中医药大学的李教授了，那你上楼来吧。"于是我就到了李连达院士家，开门的是李连达院士，李连达院士对我说"请进"。这是我第一次见到李连达院士，他身材高大，腰板笔直，面带微笑。李连达院士让我坐在沙发上，我向李连达院士说："是梁老师让我来见您，希望在您的指导下进行冠心病方面的课题研究。"李连达院士非常和蔼地说："我们这里的工作没有其他要求，只要愿意做工作就可以，但是在我这里非常辛苦，非常劳累，你如果能吃苦，我同意你来进行工作。"我听后非常高兴，马上向李连达院士表态说我愿意来，并问李连达院士能否早点到实验室学习，李连达院士说可以，我听了以后非常高兴，我终于可以在李连达院士的指导下进行实验研究了。在确定了可以在李连达老师的指导下进行博士课题后，我就兴高采烈的赶回郑州，准备带上日常用品到北京来。

【 老师眼中的老师 】

回到郑州后，我首先向父母亲汇报了在李连达院士的研究室学习的情况。我的父亲也在医院工作，是20世纪60年代师带徒学习的中医，父亲的老师王琪毓老先生是祖传八代的老中医，王老先生在当地弟子众多，其中不乏有声望的医生。母亲在家里操持家务，一辈子几乎没有出过郑州城。他们听到后都非常高兴，交代我以后好好向李连达院士学习。随后我又分别向我的硕士研究生导师李建生教授、硕士课题指导老师郭盛典教授和我的临床带教老师也是我父亲的师弟、王琪毓老先生的徒弟张宇庆汇报了我到北京跟随李连达院士的实验室做课题的事情。令我没有想到的是几位老师都对李连达院士相当的熟悉。记得在李建生教授的家里，我向李建生老师说了情况后，李建生老师说，李连达老师为中医药做了很多的工作，下一个中医行业的院士就应该是李连达老师了；在中药药理方面，做得好的专家就是南方上海中医药大学的李仪奎教授，北方的就是李连达教授。我当时还不太知道院士的头衔是什么，以前也没有听说过，但是听李建生老师的口气，知道李连达老师相当的了不起。随后我又去拜访了河南省中药研究所我的硕士课题指导老师郭盛典教授，向郭教授汇报了情况，因为郭教授是做中药药理的，我想郭教授可能会知道李连达教授，没想到郭老师的说话让我大吃一惊，心里又特别高兴。当我向郭教授说："我要到李连达老师的实验室进行博士课题研究，您知道李连达教授吗？"郭教授说："北京中医研究院西苑医院的李连达老师，是我们药理行业的最高级专家，咱们这里有句话就叫作'试验不会做，到北京去找李连达'。"我当时听到后心中特别的自豪：李连达老师在行业中的威信竟然那么高！再后我去拜访了我的临床指导老师张宇庆教授，向张老师说了上学的情况，因为张老师以前是师带徒学习的中医，后来做军队的军医，转业后到郑州市中医院做医生，当时想张老师肯定不知道李连达院士，没想到我说到李连达老师时，张老师很高兴，说："北京的李连达教授呀，就是那个经常在杂志、报纸上发表文章的，这个人很勤奋，写了很多的文章。"

　　三个老师都对李连达老师充满了赞扬，希望我跟着李连达院士好好学习，努力做好工作。我的父母对于我能够得到在李连达院士的实验室也充满了骄傲和期待。我更是为能到李连达老师的实验室工作学习充满了憧憬。

（李贻奎）